Abnehmen mit Sirtfood für Anfänger

Schnell & einfach abnehmen mit Sirtuin und der Sirtfood Diät 100 genussvolle vegetarische Rezepte

Foodprofis

1. Auflage

2020

Inhaltsverzeichnis

Inhaltsverzeichnis 2

Vorwort 7

Was ist die Sirtfood Diät 8

Warum die Sirtfood Diät gesünder ist als manch andere Diäten 9

Warum die Sirtfood Diät für Frauen so attraktiv ist 10

Die Sirtfood Diät zum Abnehmen - die wichtigsten Lebensmittel 11

Die Sirtfood Lebensmittel unter der Lupe 14

Bonus - Sirtfood Diätplan 34

Sirtfood Smoothies 46

- Ingwer Smoothie mit Staudensellerie 48
- Apfel Smoothie mit Kiwi und Spinat 49
- Ananas Smoothie mit Chili und Frischkäse 50
- Apfel-Birnen Smoothie mit Kresse 51
- Rote Bete Smoothie mit Zwetschge 52
- Melonen Trilogie 53
- Apfel-Sellerie Smoothie mit Kurkuma und Pfeffer 54
- Brennnessel Smoothie mit Sauerampfer und Pfirsich 55
- Matcha Smoothie mit Liebstöckel, Radieschen und Marille 56
- Rucola Smoothie 57
- Gurken Smoothie mit Limette und Koriander 58
- Brokkoli Smoothie mit Datteln 59

Smoothie mit Erdbeeren, Ingwer, Kurkuma und Pfeffer 60
Schwarztee Smoothie 61
Kaffee Smoothie mit Datteln 62
Blaubeeren Smoothie mit weissem Tee 63
Zucchini Smoothie mit Apfel und Basilikum 64
Kiwi Smoothie 65
Nektarinen Smoothie mit Ingwer 66
Spinat Smoothie mit Mango 67
Chicorée Smoothie mit Banane 68
Kakao Smoothie mit Beeren 69
Apfel-Gurken Smoothie mit Rucola und Walnuss 70
Smoothie mit Staudensellerie und Pinienkernen 71
Grüntee Smoothie mit Pak Choi 72
Jasmintee Smoothie mit Ribisel 73
Melissen Smoothie mit Melone und Apfel 74

Sirtfood Suppen 75

Kräutersuppe 76
Tomatensuppe mit Datteln 77
Brokkoliauflauf mit Kurkuma 78
Zwiebelsuppe 79
Staudensellerie-Suppe 80
Apfel-Sellerie Suppe 81
Buchweizen Suppe 82
Kohlsuppe weiss und rot 83
Kokossuppe mit Pilzen 84
Scharfe Chilisuppe 85
Petersilienwurzel-Suppe 86
Kohlrabisuppe mit Kapern 87
Spinatcremesuppe 88

Sirtfood Salate 89

Spinatsalat 89
Waldorfsalat Sirt-Style 90
Chicorée-Salat mit Apfel 91
Yam Tofu Salat 92
Tabuleh 93
Baba Ganoush Salat 94
Mediterraner Zucchini-Salat 95
Brokkolisalat mit Mandeln 96
Quinta-Salat 97
Salat mit schwarzem Reis und Datteln 98
Bunter Salat mit Kapern und Mozzarella 99
Gurkensalat süss-sauer 100
Fruchtsalat a la Sirtfood 101

Sirtfood Hauptspeisen 102

Tofu mit Granatapfelsauce 103
Sellerie-Ragout 104
Pikanter indischer Dhal 105
Tempeh Masala 106
Seitan Madras 107
Quinoa nach Marokko Art 108
Kichererbsen Eintopf 109
Jalfrezi Gemüse 110
Süsskartoffeln mit Radieschen-Sauce 111
Asiatisches Curry 112
Soba Nudeln mit Sahnesauce 113
Soba Nudeln in Champignon-Rahm 114
Soba Nudeln gebraten mit Gemüse 115
Chili con Tofu 116
Soba Nudeln mit Pesto 117
Gebackener Kürbis in Walnuss-Panade 118

Gefüllte Kartoffeln mit Hummus ... 119
Bohneneintopf ... 120
Wirsingeintopf ... 121
Süss-saure Kohlrabi-Pfanne ... 122
Krautwickel mit Linsen gefüllt ... 123
Brokkoli, Romanesco und Karfiol ... 124
Überbackene Tomate und Mozzarella ... 125
Kartoffel-Ragout mit Tempeh ... 126
Gegrillter Lauch mit Kartoffel Wedges ... 127
Hoi Sin Pak Choi ... 128
Gefüllte Zucchini ... 129
Buchweizen Palatschinken mit Pilzen gefüllt ... 130
Buchweizen Palatschinken mit Tofu ... 132
Buchweizen Palatschinken mit Kohlfüllung ... 133
Grünkohleintopf ... 135
Gebratener Seitan mit Petersiliensauce ... 136
Gebratener Tempeh mit Selleriesauce ... 137
Gebratener Tofu mit Chicorée-Sauce ... 138
Sirtfood Pizza ... 139
Kurkuma Tofu ... 141
Sellerie-Apfel-Püree mit grünem Spargel ... 142

Sirtfood Snacks und Desserts ... 143

Grünkohl Chips ... 143
Rote Bete Chips ... 144
Schoko Mousse ... 145
Schoko Muffins ... 146
Zimtküchlein ... 147
Kichererbsen-Creme mit Schoko und Datteln ... 148
Gratinierte Beeren ... 149
Zitrusfrüchte-Salat ... 150

Rotwein Zabaione mit Beeren 151
Johannisbeeren-Gelee 152
Schlusswort 153
Haftungsausschluss 154
Urheberrecht 155
Impressum 156

Vorwort

Die Sirtfood Diät existiert bereits seit einigen Jahrzehnten. Doch seit kurzer Zeit ist diese wieder besonders populär geworden. Das liegt natürlich unter anderem auch daran, dass Stars wie Adele mit dieser Diät knapp 40 kg abgenommen hatten. Vor allem aber liegt die Beliebtheit daran, dass diese Ernährungsform wirklich funktioniert und dass Sie sich während der Diät nicht einseitig ernähren müssen. Die Gerichte sind abwechslungsreich und schmackhaft und stecken voller Aromen, Vitaminen und Mineralstoffen. Diese Diät ist somit die ideale Kombination aus geschmackvollem, vollwertigen Essen und einer Ernährung, bei der die Kilos beinahe von selbst purzeln.

Was ist die Sirtfood Diät

Abnehmen, dauerhaft schlank bleiben und sich dabei auch noch vital und energiegeladen fühlen, das ist doch der Wunsch von den meisten von uns. Mit der Sirtfood Methode bleibt dies nun kein Traum mehr. Die Ernährungswissenschaftler Aidan Goggins und Glen Matten haben bereits vor Jahrzehnten entwickelt und es scheint, als hätten sie den Code geknackt.

Das Geheimnis dieser Diät ist auch nicht schwer zu verstehen und noch einfacher umzusetzen. Diese Ernährung basiert auf Lebensmittel, die besonders viel Sirtuin enthalten. Sirtuin, häufig auch kurz Sirt genannt, ist ein Protein, welches den Organismus dabei unterstützt, den Stoffwechsel zu optimieren. Dadurch, dass die einzelnen Gerichte besonders viele dieser Lebensmittel enthalten, purzeln auch die Kilos wie von selbst.

Das Sirtuin hat aber auch noch weitere Vorteile. Das Protein hilft dem Körper auch dabei, das Immunsystem zu stärken und unterstützt Schutz- und Reparaturmechanismen im Körper. Die Sirtfood Diät dient also nicht nur zum Abnehmen, sondern ist auch eine wahre Anti-Aging Wunderwaffe. Der Alterungsprozess der Zellen kann mit dieser Ernährung verzögert werden und gleichzeitig werden die Zellen auch massiv gestärkt.

Warum die Sirtfood Diät gesünder ist als manch andere Diäten

Der erste große Vorteil ist, dass es sich bei der Sirtfood Diät um eine Ernährungsform, im weitesten Sinne sogar um eine Ernährungsumstellung, und auf keinen Fall um eine Crash Diät handelt. Crash Diäten sind zwar immer wieder sehr im Trend, denn mit diesen Diäten können Sie natürlich in einer Woche bis zu 5 kg abnehmen. Ob das jedoch so gesund für Körper, Geist und Seele ist und vor allem ob Sie das Gewicht im Anschluss der Crash Diät auch lange halten können, das steht auf einem anderen Blatt Papier. Meist nehmen alle im Abschluss an eine Crash Diät mehr zu als sie abgenommen haben. Das kommt daher, dass durch die Crash Diäten der Stoffwechsel ruiniert wird.

Wer bereits sehr viele Diäten hinter sich hat der wird bemerken, dass generell das Abnehmen immer schwieriger wird. Das hat wieder mit dem Stoffwechsel zu tun und damit, dass sich der Körper mit jeder Diät auf eine Hungersnot einstellt. Dadurch wird im Anschluss immer noch mehr Energie in Form von Fett-Depots gebunkert.

Die Sirtfood Diät zielt auf eine gesunde Ernährung ab und ist auch eine tolle Basis für eine stabile Gesundheit und ein gut funktionierendes Immunsystem. Die Nahrungsmittel, welche bei dieser Diät verwendet werden, wirken sich unter anderem auch besonders positiv auf die Gesundheit des Gehirns aus. Die Sirtfood Diät könnte im weitesten Sinne auch als Alzheimer und Demenz Prävention bezeichnet werden. Die Inhaltsstoffe der Lebensmittel schützen die Neuronen in unseren Gehirnen. Auch alle anderen Zellen unseres Körpers werden durch diese Lebensmittel gestärkt.

Warum die Sirtfood Diät für Frauen so attraktiv ist

Gerade Frauen leiden häufig unter Hormonschwankungen. Die Nahrungsmittel, welche die Hauptdarsteller in dieser Diät sind, helfen auch dabei, die Hormone zu regulieren. Zudem dürfen Sie auch immer wieder zu einem Stück Schokolade greifen. Und gerade Frauen wissen, wie wichtig gerade in der PMS Phase Schokolade sein kann. Durch diese Option können auch Heißhunger-Attacken vermieden werden. Dadurch kommt es auch nach dieser Diät nicht zum gefürchteten Jo-Jo Effekt.

Wer möchte kann während dieser Diät sogar ab und an zu einem Gläschen Rotwein greifen. Wenn der Tag besonders stressig war, Sie die Kinder ins Bett gebracht haben und Sie mit Ihrer Arbeit fertig sind, können Sie die Füße hochlegen und ohne schlechtem Gewissen ein Glas Rotwein genießen und sich dazu ein köstliches Stück Schokolade auf der Zunge zergehen lassen. Sowohl Schokolade mit einem hohen Kakaoanteil, als auch Rotwein sind Lebensmittel mit einem hohen Sirt-Gehalt. Dadurch wird durch Rotwein und Schokolade die Diät nicht zerstört. Sie können mit allen Sinnen genießen, der Stoffwechsel bleibt trotzdem auf Trab und Sie können mit viel Lust diese Diät durchziehen und durchhalten.

Die Sirtfood Diät zum Abnehmen - die wichtigsten Lebensmittel

Sie müssen sich während der Sirtfood Diät nur an wenige Regeln halten. Alleine das hilft mit, dass die Sirt Diät gut durchgehalten werden kann. Ohne Zwang lässt sich alles besser durchziehen. Sie kennen das sicher. Gerade, wenn man keine Schokolade essen darf, dann wäre der Appetit darauf besonders groß, auch wenn Sie sonst jahrelang keine Schokolade essen. Dadurch, dass bei der Sirtfood Diät jedoch kaum etwas verboten ist, kommt es nicht zu diesen Gelüsten.

Nun möchte ich Ihnen verraten, welche Lebensmittel besonders reich an Sirtuin sind, und welche Lebensmittel Sie zu Hause haben sollten, bevor Sie mit dieser Diät beginnen.

Morgen können Sie wie gewohnt Kaffee oder grünen Tee trinken. Auch schwarzer oder weißer Tee, Matcha oder Jasmin Tee sind erlaubt. Natürlich dürfen Sie auch sämtliche Kräutertees trinken und aus diesen Tees können Sie wunderbare Eistees zubereiten. Die Tees süßen Sie mit Xylit, Manuka Honig und aromatisieren ihn mit Zitronen- oder Limettensaft. Ansonsten sollten Sie versuchen, hauptsächlich Wasser oder Zitronenwasser zu trinken. Abends wie gesagt, können Sie von zeit zu Zeit auch ein kleines Glas Rotwein trinken. Zu gezuckerten Limonaden sollten Sie jedoch nein sagen. Dadurch, dass Sie während der Diät aber viele Smoothies bekommen, fällt Ihnen das garantiert sehr leicht.

Würzen Sie alle Gerichte immer ausgiebig mit Kurkuma, Ingwer, Chili, Pfeffer, Kräutern aus dem Garten, Zimt, Nelkenpulver und klein geschnittenen Kapern für das salzigbittere Aroma. Sämtliche ayurvedische oder orientalische Gewürze, die den Stoffwechsel anregen, sind ebenfalls erlaubt. Ob Garam Masala, Zitronengras oder Kardamom - hier sind der Fantasie keine Grenzen gesetzt. Mit Salz sollten Sie sparsam umgehen. Greifen Sie wenn, am besten zu pinkem und schwarzem Himalaya Salz. Auch Miso-Paste können Sie jederzeit zum Würzen verwenden.

Bei den Beilagen und Getreidesorten können Sie schwarzen Vollkornreis, Buchweizen und Quinoa verwenden. Soba Nudeln, die japanischen Nudeln, werden aus Buchweizen hergestellt und sind somit absolut erlaubt. Daher müssen Sie auch nicht auf die geliebten Pasta Gerichte verzichten. Wenn Sie selbst gerne Pasta herstellen, können Sie diese bequem mit Buchweizen zubereiten. Auch Brot backen können Sie selbst mit Buchweizen und verletzen somit nicht die Regeln dieser Diät.

Sämtliches grüne Gemüse steht ganz hoch im Kurs. Ob Salate, Rucola, Brokkoli, Wirsing, Staudensellerie, Kohl, aber auch rote Zwiebel, Schalotten, Möhren, Kohlrabi und grüne Bohnen sind absolut erlaubt. Knoblauch, Tomaten, Spargel und auch Hülsenfrüchte können Sie für Ihre leckeren Gerichte verwenden. Sie werden durch unsere Rezepte bereits ein gutes Gefühl dafür erhalten, wie Sie die einzelnen Komponenten am besten kombinieren.

Bei den Obstsorten sollten Sie alle Beeren, Äpfel, Birnen, Guaven, Bananen, Datteln und Melonen bevorzugen. Auch Zitrusfrüchte in allen Varianten sind für diese Diät geeignet.

Walnüsse und Erdnüsse sind Nüsse mit einem besonders hohen Sirt-Gehalt.

Kochen Sie mit Kokosöl oder Pflanzenölen mit einem hohen Omega 3,6,9 Gehalt. Sesamöl oder Hanfsamenöl sind geradezu perfekt. Für die Salate verwenden Sie am besten ein hochwertiges Olivenöl.

Sämtliche Sojaprodukte stehen ebenfalls auf der Sirt-Liste. Ob Tofu, Tempeh, aber auch Seitan aus Buchweizen-Gluten sind erlaubt. Damit können Sie die leckersten Gerichte in allen Variationen zaubern. Auch wenn Sie für die Familie mitkochen müssen, Sie werden überrascht sein, wie begeistert auch Ihre Familienmitglieder von diesen Rezepten sind.

Die Sirtfood Lebensmittel unter der Lupe

Damit die Lebensmittel, vor allem Obst und Gemüse, besonders wirksam sind, sollten diese aus biologischem Anbau stammen. Dies ist kein Werbeslogan oder dem Trend der nachhaltigen Lebensführung geschuldet. Es ist wissenschaftlich nachgewiesen, dass Pestizide aus herkömmlicher Landwirtschaft die wichtigen Polyphenole in den Lebensmittel zerstören. Bei Polyphenolen handelt es sich um sekundäre Pflanzenstoffe, welche das Obst und Gemüse so besonders wertvoll machen. Natürlich sind diese auch in herkömmlichem Obst und Gemüse vorhanden, jedoch in weitaus geringerem Anteil.

Für die Sirtfood Diät sind die Polyphenole immens wichtig, da diese auch mithelfen, den Stoffwechsel wieder in den Optimalbereich zu bringen. Nur durch ausreichend Polyphenole können auch die Sirtuine im Körper aktiviert werden und die gewünschte Kettenreaktion kann beginnen.

Erst dann können die Sirtuine ihrem Ruf als Wunderenzyme gerecht werden. Der Zellstoffwechsel wird reguliert und so purzeln quasi die Kilos wie von selbst. Wenn Sie also für Ihre Diät einkaufen, achten Sie von nun an auf eine biologische Qualität. In der heutigen Zeit ist das nicht mehr schwierig, denn selbst im Discounter werden Obst und Gemüse in Bio-Qualität zu günstigen Preisen angeboten. Zudem schadet es nicht, wenn man sich etwas näher mit den Lebensmitteln befasst, die man täglich seinem Organismus zuführt.

Nun wollen wir etwas näher auf die Lebensmittel eingehen, zu denen Sie vermehrt während der Diät greifen sollten.

Grüner Tee

Auch wenn Sie bis jetzt wenig oder nie grünen Tee getrunken haben, dann sollten Sie jetzt damit beginnen. Grüner Tee wird bereits seit mehr als 5.000 Jahren in Asien als natürliches Heilmittel gefeiert. Grüner Tee ist reich an Antioxidantien und die Wunderwaffe im Kampf gegen freie Radikale. Grüner Tee wirkt sich enorm positiv auf das Herz-Kreislaufsystem auf und wirkt auch entzündungshemmend. In Ländern, in welchen hauptsächlich grüner Tee getrunken wird, sind sogenannte Wohlstandskrankheiten wie Herzinfarkt, Bluthochdruck und Schlaganfall deutlich geringer. Auch das Krebsrisiko ist in diesen Ländern viel geringer. Wenn Sie sich ausführlich mit wissenschaftlichen Details zu diesem Thema befassen möchten, könnten Sie sich den Film die China Studie ansehen.

Grüner Tee enthält zudem viel Vitamin A, Vitamin B, B12 und Vitamin C. Er liefert Flavonoide, Kalium, Kalzium und Fluorid. Zudem ist grüner Tee ein exzellenter Lieferant für Sirtuin. Genau um diesem Protein dreht sich alles in dieser Diät. Daher sollten Sie von nun an beginnen, mehr grünen Tee zu trinken. Sie können ihn morgens zum Frühstück trinken, aber auch kalt als Eistee genießen. Süßen Sie ihn mit Dattelsüße und verfeinern Sie ihn zum Beispiel mit Zitronensaft oder auch mit Zimt. Sie können grünen Tee auch immer als Basis für Ihre Smoothies verwenden.

Grüner Tee hat jedoch noch weitere Vorteile. Er hilft Ihnen dabei, Heißhunger-Attacken zu vermeiden. Das kommt daher, dass der Grüntee den Hormonhaushalt reguliert. Der grüne Tee enthält zudem Catechine. Diese regen den Stoffwechsel an. Wenn Sie viel grünen Tee trinken, wird Ihr Energie Grundumsatz automatisch erhöht, ohne dass Sie sich mehr bewegen müssen. Das klingt doch phantastisch, oder?

Es gibt eine Vielzahl an unterschiedlichen Arten und Varianten des Grüntees. Probieren Sie sich einfach durch und bleiben Sie bei den Sorten, die Ihnen am besten schmecken. Mittags sollten Sie zur Sorte Gyokura greifen. Für tagsüber ist die Sorte Sencha empfehlenswert und abends sollten Sie am besten Matcha Tee oder Bancha Tee trinken.

Beim Matcha Tee handelt es sich um eine besondere Form des grünen Tees. Dieser wird nicht mit heißem Wasser aufgegossen, sondern das Pulver direkt in das heiße Wasser eingerührt. Dieses Matcha Teepulver wurde so fein zwischen Steinmühlen vermahlen, so dass Sie das Pulver einfach mittrinken. Dadurch nehmen Sie noch mehr der guten Inhaltsstoffe dieses Grüntees zu sich.

Achten Sie generell bei der Zubereitung des Grüntees darauf, dass die Wassertemperatur nie höher als 60° Celsius bis 80° Celsius beträgt. Kochendes Wasser würde nur die exzellenten Inhaltsstoffe zerstören. Ein Tipp: Der grüne Tee sollte maximal 4 Minuten ziehen. Versuchen Sie während Ihrer Diät täglich etwa 4 Tassen Grüntee zu trinken. Ein weiterer Tipp: In der Regel können ein Beutel Grüntee oder auch die losen Blätter zweimal aufgegossen werden. Werfen Sie diese also nicht immer sofort weg, sondern gießen Sie diese ein weiteres Mal auf. Danach können Sie die Blätter immer noch weiterverwenden. Der grüne Tee gibt einen herrlichen Pflanzendünger ab.

Olivenöl, Kokosöl, Sesamöl, Nussöl und Hanfsamenöl

Diese hochwertigen Öle sind ebenfalls enorm wichtig und spielen bei Ihrer Sirtfood Diät eine tragende Rolle. Auch wenn Sie vielleicht denken, dass Sie durch das Weglassen vom Öl im Salat Kalorien einsparen könnten, verabschieden Sie sich von diesem Gedanken.

Die enthaltenen Fettsäuren sind auch sehr wichtig für unser Nervensystem. Qualitativ hochwertige Öle sind reich an Antioxidantien und somit auch wichtig für die Zellgesundheit. Hochwertige Öle sind zudem hervorragende Energielieferanten. Öle machen zudem satt und das ist ja ebenfalls ein wichtiger Punkt während einer Diät. Sie können hier einen Selbstversuch starten. Essen Sie heute einen Salat, bei dem Sie auf Öl gänzlich verzichten und bereiten Sie sich den Salat morgen mit der empfohlenen Menge Öl zu. Sie werden bemerken, dass Sie nach dem Salat ohne Öl viel schneller wieder hungrig sind.

Zudem sind Öle und Fette wichtige Geschmacksträger. Die hochwertigen und unterschiedlichen Öle verleihen Ihren Gerichten das gewisse Etwas. Wenn Sie also in Zukunft Öl einkaufen, achten Sie drauf, dass Sie eine gute Qualität kaufen. Besorgen Sie sich aber immer nur kleine Flaschen. So haben Sie immer wirklich frisches Öl zur Hand. Wenn Sie große Flaschen kaufen und diese nicht schnell genug aufbrauchen, könnte es sein, dass das Öl schnell ranzig wird.

Liebstöckel oder Maggi-Kraut

Liebstöckel ist das vielleicht wichtigste Gewürz während der Sirtfood Diät. In unseren Breitengraden wächst es nahezu wie Unkraut und Sie können es auf jedem Markt günstig kaufen. Wenn Sie einen eigenen Garten haben, setzen Sie Liebstöckel ein. Das Kraut wächst sehr schnell, ist robust und absolut nicht pflegeaufwändig.

Liebstöckel ist entwässernd, jedoch ohne den Elektrolythaushalt zu beeinflussen. Daher ist das Kraut auch sehr nierenschonend und wirkt sich vorbeugend gegen Nierensteine aus. Liebstöckel ist auch gut für die Atemwege und wirkt schleimlösend. Wenn Sie erkältet sind, kaum Luft bekommen und die Lunge schmerzt, sollten Sie sich einen Tee mit Liebstöckel zubereiten. Er schmeckt zwar gewöhnungsbedürftig und aromatisch würzig, hilft jedoch sehr rasch.

Fieber, Verdauungsstörungen, Gicht, Rheuma, Akne und Ausschläge werden in der alternativen Medizin ebenfalls mit Liebstöckel behandelt. Das Kraut enthält sehr viele Öle, Harze und Gerbstoffe, was dem Liebstöckel auch den unverkennbaren Geschmack verleiht. Wenn Sie Liebstöckel verwenden, können Sie viel sparsamer mit Salz umgehen. Dies wirkt sich wiederum positiv auf den Blutdruck aus.

Wichtig aber ist, dass Liebstöckel auch sehr viel Sirtuin enthält und somit unverzichtbar für diese Diät ist. Sie können das Kraut frisch, tiefgefroren, aber auch getrocknet verwenden. Ob in Suppen, Eintöpfen, sämtlichen Hauptspeisen, aber auch in Smoothies, Liebstöckel sollte zu einem Ihrer liebsten Gewürze werden.

Buchweizen

Für jede Diät ist es wichtig, auch Lebensmittel zu haben, die reich an Ballaststoffen sind. Buchweizen ist auch reich an Vitaminen, Mineralstoffen und Spurenelementen. Er enthält aber kein Gluten und ist daher auch für Allergiker geeignet. Buchweizen enthält zudem viel Chiro-Inositol, einen Wirkstoff, welcher den Blutzuckerspiegel reguliert. Wenn Sie Buchweizen essen, dann beugen Sie Heißhunger-Attacken vor. Auch der Cholesterinspiegel wird durch das enthaltene Lezithin reguliert.

Buchweizen liefert acht der wichtigsten Aminosäuren und ist reich an pflanzlichem Protein. Zudem macht er wirklich satt und regt auch die Verdauung an. Buchweizen enthält auch Sirtuin, welches wiederum die Fettverbrennung so richtig in

Schwung bringt. Versuchen Sie also immer wieder, Buchweizen in Ihre Ernährung einzubauen. Alles, was Sie normalerweise mit Mehl zubereiten würden, können Sie durch Buchweizen ersetzen.

Kakao

Kakao ist ebenfalls die tolle Wunderwaffe, welche dafür sorgt, dass diese Sirtfood Diät etwas ganz Besonderes ist. Wir wissen es schon lange, dass Schokolade glücklich macht. Dafür verantwortlich sind die Glückshormone Serotonin und Dopamin, die von Kakao geliefert werden. Sie können sämtliche Shakes und Smoothies mit Kakao verfeinern oder auch zum Frühstück ein Glas heißen Kakao trinken. Wichtig ist, dass Sie diesen nicht mit weißem Zucker süßen. Verwenden Sie auch wirklich Kakao und nicht Instant Schokoladengetränk-Pulver wie Ovomaltine, Benco und Co.

Kakao ist eine wahre Nährstoffbombe und enthält 300 unterschiedliche Nährstoffe. Es sind Proteine, Mineralstoffe, Vitamine und Antioxidantien im Kakao enthalten. Die enthaltenen Flavanole sind dafür verantwortlich, dass die Blutgefäße geweitet werden. Kakao unterstützt Sie somit bei der Senkung des Blutdrucks. Daher dürfen Sie während der Sirtfood Diät auch immer wieder ein Stück Schokolade genießen. Voraussetzung dafür ist, dass es sich um hochwertige und vor allem hochprozentige Schokolade handelt. Diese sollte einen Kakaoanteil von mindestens 85 Prozent haben und möglichst zuckerfrei sein. Diese Schokolade dürfen Sie aber wirklich ohne schlechtem Gewissen naschen. Natürlich sollten es nicht täglich zwei Tafeln sein, aber ein Stückchen pro Tag schadet absolut nicht.

Chili

Die rote Schote ist ebenfalls absolut wichtig für die Sirtfood Diät. Sie bringt nicht nur Würze in die Gerichte, sondern regt auch den Stoffwechsel ordentlich an. Chili ist zudem entzündungshemmend und reguliert den Blutdruck und den Blutzucker.

Durch die Schärfe des Chilis wird die Körpertemperatur auf natürliche Weise erhöht. Dies sorgt dafür, dass auch der Energieumsatz erhöht wird. Sie verbrauchen somit mehr Kalorien. Es macht einen Unterschied aus, ob Sie eine Mahlzeit mit oder ohne Chili essen. Wenn Sie nicht gerne scharf essen, tasten Sie sich vorsichtig und langsam heran. Scharf essen kann man lernen und es ist eine reine Trainingssache. Sie müssen auch keine Angst haben, dass Chili oder Schärfe schlecht für den Magen sind. Ganz im Gegenteil, gerade bei Magenproblemen und sogar bei Magengeschwüren wirkt sich Chili absolut positiv aus.

Das Capsaicin in der Chili hilft dem Körper gegen Viren, Bakterien und Pilzen zu kämpfen und regt die Durchblutung an. Sie können zum Kochen frische Chilis, aber auch getrocknete Chilis oder pulverisierten Cayenne Pfeffer verwenden.

Kapern

Kapern sind ebenfalls typisch für die Sirtfood Diät und werden verwendet, um den Speisen ein salziges Aroma zu verleihen. Sie können auch gerne zwischendurch einige Kapernbeeren naschen.

Kapern enthalten die wichtigen Antioxidantien Rutin und Querzetin. Diese sind entzündungshemmend und helfen dem Körper, sich gegen Bakterien zu wehren. Kapern wirken zudem entwässernd. Sie können auf natürliche Art und

Weise mit Kapern gegen Cellulite vorgehen. Auch sind Kapern gut für die Milz, die Leber und die Nieren.

Kapern sind reich an Vitaminen der B-Gruppe und Kapern liefern Kalium, Kalzium, Magnesium, Natrium, Eisen und auch Kupfer. Kapern sind auch reich an Sirtuin, daher sollten Sie einfach mit diesen Beeren experimentieren. Bereiten Sie Salate, Dressings, Pestos und Saucen mit den Kapernbeeren zu und trinken Sie auch Smoothies mit Kapern. Kapern sind zwar in unseren Breitengraden nicht so üblich und es gibt wenige traditionelle Gerichte mit Kapern, Sie werden jedoch schnell den Geschmack dieser Früchte lieben lernen. Falls Sie Kapern nicht gerne in Gerichten haben, dann naschen Sie einfach immer wieder eine Hand voll Kapern zwischendurch und separat.

Rucola

Rucola ist auch unter dem Namen Rauke bekannt. Der italienische Salat ist sehr aromatisch und verführt mit einer sehr feinen, leicht scharfen Note. Rucola ist reich an Vitamin A, Vitamin C und Vitamin K und ist ein toller Lieferant für Eisen, Kalzium, Kalium, Mangan, Carotinoide und Folsäure. Der Salat hat dabei nur sehr wenige Kalorien, steckt aber voll Geschmack.

Sie können Rucola in Salaten und Saucen, als Belag für Pizza und Brote, aber auch in Smoothies genießen. Rucola hat stark entgiftende Eigenschaften und wirkt sich positiv auf die Nervenzellen aus. Rucola ist gut für ein starkes Immunsystem und zudem ist der Salat wunderbar sättigend. Dies ist gerade für eine Diät ein großes Plus.

Rucola ist auch reich an Sirtuinen und aktiviert somit den Fettstoffwechsel. Sie können auch wunderbar mit Rucola kochen. Er kann auch fein geschnitten als Würze in Saucen, Suppen und Eintöpfen punkten. In der heutigen Zeit ist

Rucola das ganze Jahr hindurch selbst in den kleinsten Supermärkten erhältlich.

Quinoa

Quinoa ist ebenfalls ein wichtiger Bestandteil der Sirtfood Diät. Quinoa ist herrlich sättigend, reich an Ballaststoffen und somit gut für eine optimale Verdauung und ist auch für alle geeignet, die unter einer Gluten Unverträglichkeit leiden.

Quinoa ist reich an Omega 3 und Omega 6 Fettsäuren, liefert essentielle Aminosäuren und ist reich an Vitamin B2 und Vitamin E. Quinoa ist ein Lieferant für Mangan, Magnesium, Kupfer, Zink, Phosphor und Kalium. Bereits bei den Inka war Quinoa ein sogenanntes Superfood und wurde in der Naturheilkunde eingesetzt.

Quinoa stabilisiert den Blutzuckerspiegel und hilft dabei, keine Heißhunger-Attacken zu bekommen. Quinoa ist eine gesunde Alternative zu Pasta und weißem Reis. Wo Sie üblicherweise Pasta oder Reis zubereitet hätten, können Sie ganz einfach Quinoa einsetzen.

Walnüsse

Nüsse sind gesund, da es sich hier um Nahrungsmittel handelt, die hochwertige Fette liefern. Nüsse sind gut für unser Gehirn und unser Nervensystem. Walnüsse haben den Vorteil, dass sie die Verdauung optimieren und dass sie enorm sättigend sind. Ein Smoothie, eine Creme, Sauce oder Suppe mit nur wenigen Walnüssen macht um ein Vielfaches schneller satt als ohne. Zudem hält dieses Sättigungsgefühl auch lange an. Sie können zum Beispiel auch ein Frühstücksbrot mit Gurken, Salat, Tomaten und Walnüssen belegen. Dies ist eine wirklich gesunde Alternative zu Marmelade und Nutella.

Walnüsse liefern darüber hinaus die bedeutende Aminosäure Arginin und enthalten viel Folat, Thiamin, Kupfer, Magnesium und Mangan. Die hochwertigen

Inhaltsstoffe schützen unsere Zellen, beugen Bluthochdruck vor und wirken auch effektiv gegen Muskelkrämpfe. Walnüsse sind besonders reich an Sirtuin und deshalb unverzichtbar für die Sirtfood Diät.

Walnüsse sprechen zudem eine Region in unserem Gehirn an, welche für Heißhunger-Attacken verantwortlich sind. Der Verzehr von nur wenigen Walnüssen pro Tag kann Sie absolut und komplett vor diesen Rückschlägen und den quälenden Gelüsten bewahren. Wenn Sie die Nüsse nicht im Joghurt, am Brot oder im Smoothie mögen, dann bereiten Sie doch ein Pesto für Ihre Buchweizennudeln aus Walnüssen zu, machen Sie Saucen mit pürierten Walnüssen oder verfeinern Sie die Suppen und Salate mit gerösteten Walnüssen.

Brokkoli

Brokkoli sollte während dieser Diät zu Ihrem Lieblingsgemüse werden. Er ist reich an Sirtuin und hilft so richtig gut beim Abnehmen. Sie können ihn in allen Varianten vom Smoothie bis hin zu Salat, Suppe oder Hauptgericht, aber auch gedämpft als Snack zwischendurch einsetzen.

Wichtig ist, viele verwenden nur die Brokkoli-Röschen und werfen die Stiele weg. Machen Sie das bloß nicht, das wäre eine traurige Verschwendung. Die Stiele können Sie herrlich in Smoothies verarbeiten oder zu Säften pressen. Auch für Suppen eignen sich die Stiele hervorragend. Wenn Sie die Stiele hauchdünn hobeln und in der Pfanne braten oder dünsten, schmecken diese Scheiben beinahe so fein wie grüner Spargel.

Brokkoli ist reich an tollen Nährstoffen, die gut für Ihren Organismus sind. Brokkoli könnte also als super Super-Gemüse bezeichnet werden. Brokkoli enthält viel Vitamin B6 und Vitamin C. Er liefert Lutein, Folsäure und Betacarotin. Auch das enthaltene Magnesium und Kalium wirken sich positiv auf den Blutdruck aus. Brokkoli stärkt die Zellen und das Immunsystem. Er ist reich an Ballaststoffen und sehr bekömmlich und gut verdaulich. Brokkoli hat bei allem nur wenige Kalorien, unterstützt mit seinen pflanzlichen Proteinen den Muskelaufbau und das Sirtuin unterstützt Sie bei der Fettverbrennung.

Versuchen Sie zwischendurch auch einmal Brokkoli-Sprossen. Diese können Sie zu Hause günstig und rasch selbst sprießen lassen. Diese können Sie als Salat, Topping für Brote, Suppen und Eintöpfe, aber auch in Smoothies verwenden. Brokkolisprossen wandeln unter anderem weißes Fettgewebe in braunes Fettgewebe um.

Versuchen Sie Brokkoli immer möglichst roh in Salaten und Smoothies zu verzehren und in Hauptgerichten schonend zu braten oder zu dünsten. Je schonender Sie mit dem grünen Gemüse umgehen, um so mehr Inhaltsstoffe werden erhalten. Falls Sie zu den Menschen gehören, die Brokkoli gar nicht leiden können, so sind wirklich die Sprossen, aber auch Brokkolipulver eine tolle Alternative. Man kann aber auch lernen, Brokkoli zu lieben, wenn man sich der vielen positiven Eigenschaften bewusst wird.

Datteln

Datteln kommen eigentlich kaum in Diäten vor und es wurde immer gewarnt, dass Datteln viel zu süß wären. Doch bei den Datteln handelt es sich um einen gesunden Fruchtzucker und das enthaltene Sirtuin, welches die Fettverbrennung anregt, wiegt diesen Fruchtzucker um ein Vielfaches auf.

Datteln sorgen dafür, dass Sie keinen Heißhunger auf Süßes bekommen und die süßen Früchte regulieren Ihren

Blutzucker. Sie sind reich an Ballaststoffen und ein Hit für eine träge Verdauung. Datteln sättigen ganz wunderbar und zum Beispiel eine süße Creme aus pürierten Datteln, Kichererbsen und Kakao ist eine wunderbare Alternative für fettige, schwere und kalorienreiche Desserts. Sie werden sich wundern, wie himmlisch diese Creme schmeckt.

Datteln liefern Vitamin B, Vitamin C, Kalzium, Kalium, Magnesium, Eisen und Tryptophan. Die Proteine der Datteln aktivieren unser körpereigenes Sirtuin und helfen dabei, dass die Kilos nur so purzeln. Datteln sind auch toll für unterwegs. Oft ist es ja ein Problem wenn Sie lange unterwegs sein müssen. Sie bekommen Hunger und greifen aus der Not heraus zu ungesundem Essen. Wenn Sie nur einige Datteln mithaben und diese bei Bedarf verzehren, dann können Sie Ihre Bedürfnisse wunderbar stillen. Datteln schenken auch rasch viel Energie und Sie fühlen sich im Nu wieder fit.

Bei allen gesundheitlichen Vorteilen der süßen Datteln, so sollten Sie den täglichen Konsum jedoch auf maximal fünf Stück pro Tag regulieren. Ein kleiner Bonustip: Wenn Sie Datteln, Schokolade und Walnüsse zusammen pürieren und zu Kugeln formen, diese einfrieren, haben Sie kleine gesunde Köstlichkeiten, die Sie sich bei Bedarf zwischendurch schmecken lassen können.

Staudensellerie

Staudensellerie sollten Sie während dieser Diät ebenfalls immer zu Hause haben. Die enthaltenen Inhaltsstoffe Apigenin und Luteolin sind besonders effektiv darin, unser körpereigenes Sirtuin anzuregen. Das ist für die optimale Fettverbrennung immens wichtig. Zudem schmeckt Staudensellerie sehr aromatisch und erfrischend. Sie können Ihn für alle Salate, Hauptgerichte, Suppen, Saucen,

Smoothies, Säfte und sogar geraspelt für Muffins verwenden.

Staudensellerie ist zudem reich an Vitamin C und stärkt Ihr Immunsystem. Staudensellerie ist gut für die Zellen, er reguliert den Blutzuckerspiegel, ist entzündungshemmend, wirkt gegen Rheuma und Gicht und unterstützt das Herz und den Kreislauf. Auch ist Staudensellerie ein tolles Anti-aging Gemüse. Sellerie ist zudem entwässernd und wirkt so positiv gegen Wassereinlagerungen und Cellulite. Zudem hat Staudensellerie sehr wenige Kalorien. Sie können Staudensellerie auch zwischendurch einfach roh snacken oder sich auch einen aromatischen Tee daraus zubereiten. Staudensellerie ist absolut vielseitig.

Staudensellerie hat auch einen weiteren Effekt. Er wirkt appetithemmend. Wenn Sie also starken Hunger verspüren, bereiten Sie sich einen Tee aus Staudensellerie zu und knabbern Sie an einer Stange Sellerie. Der quälende Heißhunger wird im Nu verschwinden.

Petersilie

Petersilie zählt ebenfalls zu den wichtigen Lebensmitteln, die Sie immer zu Hause haben sollten. Wenn Sie einen eigenen Garten haben, pflanzen Sie Petersilie an, oder ziehen Sie Petersilie am Balkon oder am Fensterbrett. Sie können damit alle Gerichte verfeinern und Petersilie auch als Belag für ein Brot zum Frühstück oder Abendessen verwenden.

Petersilie ist reich an Vitamin A, Vitamine der B-Gruppe, Vitamin C, Betacarotin, Vitamin K und Folsäure. Das grüne Kraut steckt voll Kalium, Kalzium, Schwefel, Eisen, Magnesium, Phosphor und Mangan.

Petersilie ist blutreinigend und wirkt sich positiv auf das Blut, die Blase und die Nieren aus. Petersilie ist zudem entzündungshemmend und sorgt dafür, dass die Nährstoffe auch aus anderen Lebensmitteln besonders gut aufgenommen und verwandelt werden können. Petersilie sorgt zudem für einen frischen Atem. Wenn Sie einen Salat mit viel Zwiebel und Knoblauch gegessen haben, sollten Sie den Mitmenschen zuliebe im Anschluss ein bisschen Petersilie kauen.

Mit einem Tee aus Petersilie und Zitrone können Sie Ihren Stoffwechsel sehr gut anregen. Gießen Sie einen halben Bund Petersilie mit heißem Wasser auf und fügen Sie den Saft einer Zitrone hinzu. Genießen Sie diesen Tee morgens auf nüchternen Magen. So kommt der Stoffwechsel gleich ordentlich in Schwung und die Giftstoffe können gut aus dem Körper ausgeschwemmt werden.

Wenn Sie dieses Getränk, das Sie auch ausgekühlt trinken können, etwa eine halbe Stunde vor den Mahlzeiten genießen, kann dies Ihren Appetit stark zügeln und Sie sind automatisch viel schneller satt. Wenn Sie lieber Koriander haben und mehr den leicht asiatischen Touch mögen, dann können Sie anstatt Petersilie auch Koriander verwenden.

Erdbeeren

Erdbeeren sind die Früchte Nummer Eins während der Sirtfood Diät. Beeren sind generell immer gut, wenn Sie abnehmen möchten. Sie sind reich an Vitaminen und Mineralstoffen und haben zudem wenige Kalorien. Erdbeeren sind reich an Vitamin C und liefern Kalium, Jod, Fluorid, Mangan, Folat, Kupfer und Eisen. Auch die enthaltenen Phytonährstoffe in den Erdbeeren sind für Ihren Organismus absolut gesund.

Erdbeeren stärken das Immunsystem und sind tolle Anti-aging Früchte. Die Beeren sind gut für das Nervensystem und wirken sich positiv auf das Herz- Kreislaufsystem aus. Zudem schmecken Erdbeeren einfach himmlisch. Sie sind süß und fruchtig und erfrischend. Wenn Sie keine frischen Erdbeeren zur Hand haben, können Sie auch tiefgekühlte Erdbeeren verwenden. Achten Sie jedoch, dass die Beeren ohne jeglichen Zusatz von Zucker verarbeitet und eingefroren wurden. Lesen Sie dazu die Rückseite der Verpackung.

Erdbeeren regulieren den Blutzuckerspiegel und sind leicht entwässernd. Sie entgiften den Organismus und unterstützen Ihren Körper dabei, das körpereigene Fett zu verwerten. Genießen Sie Erdbeeren nicht nur in Smoothies oder als süße Snacks, sondern auch in Salaten. Gerade mit Rucola oder Chicorée harmonieren Erdbeeren ganz hervorragend.

Zimt

Zimt ist eines der Gewürze, das absolut vielseitig ist. Sie können Zimt sowohl für herzhafte, als auch für süße Speisen verwenden. Zimt passt auch gut in Shakes und Smoothies. Die ätherischen Öle im Zimt regen den Stoffwechsel an, wirken antimikrobiell und helfen dabei, das schlechte Cholesterin zu senken.

Zimt ist reich an Magnesium, Kalium, Kalzium, Eisen und Mangan. Zudem senken die sekundären Pflanzenstoffe im Zimt den Blutzuckerspiegel und steigern die Fettverbrennung. Während der Sirtfood Diät sollten Sie pro Tag mindestens einen halben Löffel Zimt zu sich nehmen. Natürlich können Sie diese Menge auf alle Mahlzeiten verteilen. Das funktioniert jedoch sehr gut, weil Zimt auch den Hauptgerichten eine sehr runde Note verleiht. Sie können mit einer guten Prise Zimt auch Ihren Tee oder Kaffee verfeinern. Wenn Sie Zimt einkaufen, sollten Sie hochwertigen Ceylon Zimt, wenn möglich aus biologischer Landwirtschaft kaufen.

Soja

Soja polarisiert stark und viele denken immer noch, dass Soja schlecht für die Gesundheit ist. Wichtig ist natürlich, dass Sie immer nur Sojaprodukte aus biologischer Landwirtschaft kaufen, der nicht genmanipuliert wurde. Ist dies der Fall, so ist Soja sogar extrem gesund. Sie können aus Sojabohnen immens viele Gerichte kochen und gerade, wenn Sie auf Fleisch verzichten, ist Soja ein wichtiger Eiweiß-Lieferant. Soja wirkt sich auch positiv auf den Hormonhaushalt aus. Bei Beschwerden mit den Wechseljahren oder mit der Menstruation ist Soja vor allem für Frauen absolut interessant.

Soja enthält acht Aminosäuren, hat kein Cholesterin und hilft dabei, das körpereigene Sirtuin zu aktivieren. Soja enthält gesunde Linolsäure und viele Ballaststoffe. Sie können mit Sojabohnen oder Sojagranulat kochen, Soja in Form von Tofu oder Tempeh genießen oder Soja als Joghurt oder Sojamilch konsumieren. Wichtig ist immer, dass Sie auf die Herkunft achten.

Rote Zwiebel

Rote Zwiebeln sollten Sie auch immer in großen Mengen zu Hause haben. Diese Zwiebeln enthalten einen besonderen Pflanzenstoff, welcher das Sirtuin in unserem Körper extrem gut aktiviert. Daher sollten Sie rote Zwiebel immer den normalen Zwiebeln oder auch den Schalotten vorziehen. Rote Zwiebeln haben ein breit gefächertes Nährstoffprofil. Sie sind entzündungshemmend, wirken sich positiv auf die Zellgesundheit aus und helfen bei der Fettverbrennung.

Apfel

Bereits unsere Großeltern wussten, dass man mit einem Apfel pro Tag kaum krank wird. Sie stärken das Immunsystem und wirken sich positiv auf das Herz-Kreislaufsystem aus. Äpfel schützen die Zellen, wirken gegen Atherosklerose, Thrombosen, sind gut für die Galle, die Nieren und die Leber und regen die Verdauung an. Äpfel sorgen für eine gesunde Darmflora und bereits im Mund tun sie Gutes. Beim Kauen der Äpfel werden Kariesbakterien zerstört. Für eine Diät sind Äpfel so interessant, da sie den Stoffwechsel anregen und die Fettverbrennung so richtig in Schwung bringen. Äpfel sorgen zudem dafür, dass Sie sich lange satt fühlen.

Kurkuma

Kurkuma ist ein Gewürz, welches seit Jahrtausenden in der ayurvedischen Naturheilkunde als Medikament verwendet wird. Kurkuma ist entzündungshemmend, schützt die Zellen und die Nerven und regt die Fettverbrennung an. Kurkuma unterstützt das Immunsystem. Sie können vorbeugend jeden Tag einen Teelöffel Kurkuma zu sich nehmen. Das wirkt besser als jede Grippeimpfung. Damit Kurkuma sich so richtig gut entfalten kann, sollten Sie die gelbe Wurzel immer mit etwas schwarzem Pfeffer kombinieren. Eine gute Mischung für das Immunsystem und die Fettverbrennung ist eine Mischung aus Kurkuma, Pfeffer, Kokosöl und Manuka Honig. Mischen Sie sich aus diesen Zutaten eine dicke Paste an und essen Sie jeden Tag einen kleinen Löffel voll davon. Am besten wirkt dies morgens auf nüchternen Magen.

Chicorée

Chicorée ist ein bitterer Salat, der sehr wenige Kalorien aufweist, dafür reich an den Vitaminen A, B und C ist. Die

Bitterstoffe im Chicorée regen die Verdauung an und sorgen dafür, dass der Stoffwechsel in Schwung kommt. Chicorée wirkt auch entgiftend und macht rasch satt. Auch sorgen die Inhaltsstoffe in diesem Salatgemüse dafür, dass die körpereigenen Sirtuine aktiviert werden.

Bonus - Sirtfood Diätplan

Die ersten drei Tage sind die vielleicht schwierigsten Tage und erinnern am ehesten an eine Diät. Doch da die Smoothies so lecker und sättigend sind, und da diese Phase nur drei Tage dauert, werden Sie diese mit einem Lachen überstehen. In den ersten drei Tagen suchen Sie sich pro Tag drei Smoothies aus unserer Liste aus. Diese trinken Sie über den Tag verteilt und essen abends ein Gericht aus unseren Hauptgerichten. Sie können aber auch eine Suppe und einen Salat anstatt eines Hauptgerichts essen.

Die nächsten zwei Wochen suchen Sie sich täglich zwei Smoothies und zwei Hauptspeisen aus unseren Rezepten aus. Auch hier gilt wieder, anstatt einer Hauptmahlzeit können Sie auch einen Salat und eine Suppe essen.

Für die nächste Phase können Sie sich zwei Hauptmahlzeiten, einen Salat oder eine Suppe und einen Smoothie aus den Rezepten auswählen. Wenn Sie abends einmal keinen großen Appetit haben und nichts mehr essen möchten, können Sie sich stattdessen natürlich ebenfalls wieder einen Smoothie zubereiten. Auch können Sie anstatt einer Suppe oder eines Salates auch einen Snack oder ein himmlisches Dessert genießen.

Nun sollten Sie Ihr Wunschgewicht bereits erreicht haben. Falls nicht, führen Sie die dritte Phase einfach so lange fort, bis das gesteckte Ziel erreicht ist. Danach geht es in die sogenannte Erhaltungs-Phase über. Dafür legen Sie mindesten einmal pro Woche einen Tag der Phase zwei ein und einmal pro Monat einen Tag der Phase eins. So wird es ganz einfach, das erreichte Gewicht auch zu halten. Auch ist es ratsam, wenn Sie auch in Zukunft vermehrt mit Lebensmitteln kochen, die besonders viel Sirtuin enthalten.

Nachdem diese Lebensmittel ohnehin sehr gut schmecken und Sie mit den Rezepten aus dem Kochbuch bemerkt haben, wie gut Sie sich damit fühlen, wird das kein Problem sein.

So könnten diese ersten Wochen aussehen

Wir haben für Sie hier einen kleinen Wochenplan vorbereitet. Dies sollte jedoch lediglich eine Anregung sein, damit Ihnen der Einstieg leichter fällt. Sie können natürlich sämtliche Tage auch individuell mit Gerichten aus unserem Rezeptteil gestalten. Vielleicht möchten Sie auch einzelne Gerichte oder Smoothies auswechseln. Sie können die Sirtfood Diät aber genauso nach unserem Beispiel beginnen und durchführen.

1. Tag:

Frühstück: Grüntee Smoothie mit Pak Choi und Beeren

Vormittags: Ingwer Smoothie mit Staudensellerie

Mittags: Spinatsalat

Nachmittags: Apfelsmoothie mit Spinat und Kiwi

Abends: Kräutersuppe

2. Tag:

Frühstück: Smoothie mit Grüntee mit Melisse und Melone

Vormittags: Ananassmoothie mit Frischkäse und Chili

Mittags: Waldorfsalat

Nachmittags: Rote Bete Smoothie

Abends: Tomatensuppe mit Ingwer

3. Tag:

Frühstück: Kakao Smoothie mit Beeren

Mittags: Melonen Trilogie

Nachmittags: Brennnessel Smoothie mit Pfirsich

Abends: Tofu mit Granatapfelsauce

4. Tag:

Frühstück: Jasmintee Smoothie mit Ribisel

Mittags: Sellerieragout

Nachmittags: Smoothie mit Staudensellerie, Apfel und Pinienkernen

Abends: Tabuleh und Apfel Sellerie Suppe

5. Tag:

Frühstück: Smoothie mit Rucola, Apfel, Walnuss und Gurke

Mittags: Gurkensalat süß sauer und Spinatcremesuppe

Nachmittags: Schwarztee Smoothie mit Zimt

Abends: Pikanter indischer Dhal

6. Tag:

Frühstück: Smoothie mit Nektarine, Zitrone, Ingwer und Wirsing

Mittags: Tempeh Masala

Nachmittags: Smoothie mit Limette, Gurke und Koriander

Abends: Hoi Sin Pak Choi

7. Tag:

Frühstück: Smoothie mit Kurkuma, Pfeffer, Apfel und Sellerie

Mittags: Kichererbsen Eintopf

Nachmittags: Kakao Beeren Smoothie

Abends: Fruchtsalat Sirt Style und Kohlrabisuppe mit Kapern

8. Tag:

Frühstück: Joghurt mit Chia Samen und Banane - 1 Banane und 2 TL Chia Samen

Mittags: Smoothie mit Zucchini, Apfel und Basilikum

Nachmittags: Chicorée Smoothie mit Banane und Oregano

Abends: Tempeh Masala

9. Tag:

Frühstück: 1 Scheibe Brot mit Gurke, Tomate und Staudensellerie und Chili

Mittags: Smoothie mit Apfel, Birne und Kresse

Nachmittags: Smoothie mit Petersilie, Blaubeeren und weißem Tee

Abends: Chili con Tofu

10. Tag:

Frühstück: 200 ml Buttermilch mit einer Orange und Zimt und 2 TL Haferkleie

Mittags: Ananas Smoothie mit Frischkäse und Chili

Nachmittags: Smoothie mit Erdbeeren, Ingwer, Kurkuma und Pfeffer

Abends: Soba Nudeln mit Pesto

11. Tag:

Frühstück: Smoothie mit Kaffee, Zimt, Mandelmilch und Datteln

Mittags: Baba Ganoush Salat und scharfe Chilisuppe

Nachmittags: Smoothie mit Limette, Gurke und Koriander

Abends: Soba Nudeln mit Sahnesoße

12. Tag:

Frühstück: Smoothie mit Rucola, Sauerrahm, Chili, Ingwer und Limette

Mittags: Soba Nudeln mit gebratenem Gemüse

Nachmittags: Smoothie mit Ingwer und Staudensellerie

Abends: Salat mit Chicorée und Apfel und Buchweizensuppe mit Sauerrahm

13. Tag:

Frühstück: Smoothie mit roter Bete und Zwetschge

Mittags: Gefüllte Kartoffeln mit Hummus

Nachmittags: Smoothie mit Kiwi, Kohl und Rosmarin

Abends: Petersilienwurzelsuppe und Brokkolisalat

14. Tag:

Frühstück: Smoothie mit Spinat, Karotte, Chili und Mango

Mittags: Gefüllte Zucchini

Nachmittags: Smoothie mit Radieschen, Matcha, Liebstöckel und Marille

Abends: Kurkuma Tofu

15. Tag:

Frühstück: Smoothie mit Brokkoli, Apfel, Datteln und Zitrone

Mittags: Süß saure Kohlrabipfanne

Nachmittags: Smoothie mit Staudensellerie, Apfel und Pinienkernen

Abends: Mediterraner Zucchinisalat und Weißkohl- und Rotkohlsuppe

16. Tag:

Frühstück: Melonen Trilogie

Mittags: Kokossuppe mit Pilzen und Pak Choi und bunter Salat mit Kapern und Mozzarella

Nachmittags: Smoothie mit Kaffee, Zimt, Mandelmilch und Datteln

Abends: Sellerie-Apfelpüree mit grünem Spargel

17. Tag:

Frühstück: Joghurt mit Beeren

Mittags: Rote Zwiebelsuppe und Yam Tofu Salat

Nachmittags: Smoothie mit Kakao und Beeren

Abends: Smoothie mit Erdbeeren, Ingwer, Kurkuma und Pfeffer

18. Tag:

Frühstück: Smoothie mit Brennesel, Sauerampfer und Pfirsich

Mittags: Mediterraner Salat mit Zucchini

Nachmittags: Salat mit Zitrusfrüchten

Abends: Buchweizen Palatschinken mit Kohl gefüllt

19. Tag:

Frühstück: Smoothie mit Kurkuma, Pfeffer, Apfel und Sellerie

Mittags: Grünkohl Eintopf

Nachmittags: Tabuleh

Abends: Kokossuppe mit Pilzen und Pak Choi

20. Tag:

Frühstück: Melonen Trilogie

Mittags: Chicorée und Apfel-Salat

Nachmittags: Schoko Muffins

Abends: Gebratener Tempeh in Selleriesauce

21. Tag:

Frühstück: Smoothie mit roter Bete und Zwetschge

Mittags: Spinatsalat mit Feta und Cherrytomaten

Nachmittags: Zimtküchlein

Abends: Gebratener Seitan in Petersiliensauce

22. Tag:

Frühstück: Smoothie mit Apfel, Birne und Kresse

Mittags: Buchweizen Palatschinken mit Pilzfüllung

Nachmittags: Schoko Mousse

Abends: Staudenselleriesuppe

23. Tag:

Frühstück: Smoothie mit Ananas, Frischkäse & Chili

Mittags: Gegrillter Lauch mit Kartoffel Wedges

Nachmittags: Rote Bete Chips

Abends: Schwarzer Reissalat

24. Tag:

Frühstück: Smoothie mit Apfel, Kiwi und Spinat

Mittags: Scharfe Chilisuppe

Nachmittags: Salat mit Zitrusfrüchten

Abends: Quinoa Marokko

25. Tag:

Frühstück: Smoothie mit Staudensellerie und Ingwer

Mittags: Fruchtsalat a la Sirtfood

Nachmittags: Grünkohl Chips

Abends: Karottenragout mit Tempeh

26. Tag:

Frühstück: Smoothie mit Nektarine, Zitrone, Ingwer und Wirsing

Mittags: Jalfrezi Gemüse

Nachmittags: Schoko-Datteln-Kicherebsen Creme

Abends: Yam Tofu Salat

27. Tag:

Frühstück: Smoothie mit Schwarztee, Zimt und Sojamilch

Mittags: Tempeh Masala

Nachmittags: Tabuleh

Abends: Überbackene Tomaten mit Mozzarella

28. Tag:

Frühstück: Smoothie mit Grüntee, Pak Choi, Beeren und Ingwer

Mittags: Süßkartoffeln mit Radieschensauce

Nachmittags: Schwarzer Reissalat mit Datteln

Abends: Suppe mit Apfel, Sellerie und Walnüssen

29. Tag:

Frühstück: Smoothie mit Kakao und Beeren

Mittags: Quinoasalat mit Paprika

Nachmittags: Joghurt mit Beeren

Abends: Wirsingeintopf

30. Tag:

Frühstück: Joghurt mit Beeren

Mittags: Smoothie mit Chicorée, Banane und Oregano

Nachmittags: Tomatensuppe mit Ingwer und Datteln

Abends: Sirtfood Pizza

31. Tag:

Frühstück: Smoothie mit Ingwer und Staudensellerie

Mittags: Asiatisches Curry

Nachmittags: Gratinierte Beeren

Abends: Staudenselleriesuppe

Sirtfood Smoothies

Smoothies sind ein wichtiger Bestandteil der Sirtfood Diät. Während der verschiedenen Phasen dürfen Sie unterschiedlich viele Smoothies trinken. Sie sollten diese Smoothies auch wirklich in der empfohlenen Anzahl trinken. Auch wenn Sie sich während der ersten drei Tage denken, Sie würden auch mit zwei Smoothies satt werden, trinken Sie drei. Die Smoothies regen Ihren Stoffwechsel an und versorgen den Organismus mit dem wichtigen Protein Sirt, welches für den Fettstoffwechsel benötigt wird. Erst so wird die gesamte Maschinerie in Gang gesetzt. Zudem führen Sie sich mit diesen Drinks die benötigten Vitamine, Mineralstoffe und Spurenelemente zu. Diese benötigen Sie, um vital und fit zu bleiben. Sie werden bemerken, dass Sie bereits nach dem ersten Tag sehr viel Energie verspüren, besser schlafen können und auch eine weitaus bessere Konzentration haben. Dafür sind unter anderem die gesunden Inhaltsstoffe der Smoothies verantwortlich. Diese Smoothies machen zudem satt, sorgen dafür, dass der Blutzucker konstant gehalten wird und sie regen die Verdauung an. Auch verspüren Sie nach dem Genuss dieser Drinks absolut keinen Heißhunger auf Süßes oder Deftiges. Die Sirt-Smoothies sind somit eine der wichtigsten Geheimwaffen wenn es darum geht, dauerhaft abzunehmen.

Smoothies lassen sich auch wunderbar mit zur Arbeit nehmen. Sie sollten die Smoothies dazu jedoch immer in eine dunkle Glasflasche füllen und den Drink am Arbeitsplatz im Kühlschrank aufbewahren. Wenn Sie pro Tag nicht mehrmals den Mixer anwerfen möchten, dann können Sie die benötigte Menge auch auf einmal zubereiten und immer nur eine Sorte Smoothie pro Tag trinken. In der Regel geht jedoch das Mixen sehr rasch und auch der Mixer lässt sich rasch reinigen. Füllen Sie den Mixer mit Wasser und lassen Sie ihn mit dem Wasser kurz laufen. So reinigt sich der Mixer quasi von selbst und Sie müssen ihn nur mehr mit lauwarmem Wasser ausspülen. Wichtig ist, dass Sie den Mixer immer nach der Zubereitung ausspülen. So können sich keine Essensreste festsetzen.

Ingwer Smoothie mit Staudensellerie

Zutaten für zwei Portionen:

300 Gramm Stangensellerie | 5 cm Ingwer mit Schale | 300 ml kalter grüner Tee | eine Messerspitze Selleriesalz | eine Prise Cayennepfeffer

Zubereitung:

Alle Zutaten in den Smoothie Maker geben und zu einem leckeren Drink mixen. In zwei Gläser füllen und am besten frisch zubereitet trinken.

Apfel Smoothie mit Kiwi und Spinat

Zutaten für zwei Portionen:

2 Handvoll frischer Blattspinat | 250 Gramm Äpfel entkernt | 2 Kiwi | 200 ml kalter Tee | eine Prise Muskatnuss | etwas Zitronenabrieb

Zubereitung:

Alle Zutaten in den Smoothie Maker geben und zu einem leckeren Drink mixen. In zwei Gläser füllen und am besten frisch zubereitet trinken.

Ananas Smoothie mit Chili und Frischkäse

Zutaten für zwei Portionen:

300 Gramm fische Ananas geschält | 2 Birds-Eye Chili | 4 EL Frischkäse | 220 ml Wasser | Saft einer Bio-Limette | eine kleine Prise Steinsalz

Zubereitung:

Alle Zutaten in den Smoothie Maker geben und zu einem leckeren Drink mixen. In zwei Gläser füllen und am besten frisch zubereitet trinken.

Apfel-Birnen Smoothie mit Kresse

Zutaten für zwei Portionen:

2 saure Äpfel entkernt | 1große reife Birne entkernt | 1 Schale Brunnenkresse | 1 TL Honig | 300 ml Wasser

Zubereitung:

Alle Zutaten in den Smoothie Maker geben und zu einem leckeren Drink mixen. In zwei Gläser füllen und am besten frisch zubereitet trinken.

Rote Bete Smoothie mit Zwetschge

Zutaten für zwei Portionen:

200 Gramm gekochte Rote Bete | 200 Gramm Zwetschgen | eine Messerspitze Vanillepulver | 300 ml kalter Apfeltee | eine Prise Chilipulver

Zubereitung:

Alle Zutaten in den Smoothie Maker geben und zu einem leckeren Drink mixen. In zwei Gläser füllen und am besten frisch zubereitet trinken.

Melonen Trilogie

Zutaten für zwei Portionen:

200 Gramm Honigmelone | 200 Gramm Galia Melone | 400 Gramm Wassermelone ohne Kerne | Saft einer Bio-Zitrone | eine Prise Steinsalz

Zubereitung:

Alle Zutaten in den Smoothie Maker geben und zu einem leckeren Drink mixen. In zwei Gläser füllen und am besten frisch zubereitet trinken.

Apfel-Sellerie Smoothie mit Kurkuma und Pfeffer

Zutaten für zwei Portionen:

1 EL Kurkuma gemahlen | eine gute Prise schwarzen Pfeffer aus der Mühle | 2 Granny Smith | 150 Gramm Stangensellerie | 1 TL Honig | Saft einer Bio-Limette

Zubereitung:

Alle Zutaten in den Smoothie Maker geben und zu einem leckeren Drink mixen. In zwei Gläser füllen und am besten frisch zubereitet trinken.

Brennnessel Smoothie mit Sauerampfer und Pfirsich

Zutaten für zwei Portionen:

60 Gramm Brennnessel | 60 Gramm Sauerampfer | 4 Pfirsiche | ½ cm Ingwer mit Schale | 300 ml kalter Brennesseltee | eine kleine Prise Steinsalz

Zubereitung:

Alle Zutaten in den Smoothie Maker geben und zu einem leckeren Drink mixen. In zwei Gläser füllen und am besten frisch zubereitet trinken.

Matcha Smoothie mit Liebstöckel, Radieschen und Marille

Zutaten für zwei Portionen:

50 Gramm Radieschengrün | 2 TL Match | 20 Gramm Liebstöckel | 8 Aprikosen | 300 ml Wasser | eine Prise schwarzer Pfeffer

Zubereitung:

Alle Zutaten in den Smoothie Maker geben und zu einem leckeren Drink mixen. In zwei Gläser füllen und am besten frisch zubereitet trinken.

Rucola Smoothie

Zutaten für zwei Portionen:

200 Gramm Rucola | 150 Gramm Sauerrahm | 2 kleine Chilis | 3 cm Ingwer mit Schale | Saft von 2 Bio-Limetten | 1 TL Honig | 200 ml Wasser

Zubereitung:

Alle Zutaten in den Smoothie Maker geben und zu einem leckeren Drink mixen. In zwei Gläser füllen und am besten frisch zubereitet trinken.

Gurken Smoothie mit Limette und Koriander

Zutaten für zwei Portionen:

400 Gramm Gurke | Saft von 2 Bio-Limette | 1 Bund Koriander mit Wurzel | ½ cm Ingwer | 200 ml Wasser | eine kleine Prise Steinsalz

Zubereitung:

Alle Zutaten in den Smoothie Maker geben und zu einem leckeren Drink mixen. In zwei Gläser füllen und am besten frisch zubereitet trinken.

Brokkoli Smoothie mit Datteln

Zutaten für zwei Portionen:

160 Gramm Brokkoliröschen | 2 Jonagold | 4 EL Zitronensaft | 6 Dattel entsteint | eine Messerspitze Zimt gemahlen | 250 ml Wasser

Zubereitung:

Alle Zutaten in den Smoothie Maker geben und zu einem leckeren Drink mixen. In zwei Gläser füllen und am besten frisch zubereitet trinken.

Smoothie mit Erdbeeren, Ingwer, Kurkuma und Pfeffer

Zutaten für zwei Portionen:

400 Gramm frisch Erdbeeren | 5 cm Ingwer mit Schale | 1 TL Kurkuma | etwas schwarzer Pfeffer | Saft einer Bio-Zitrone | 200 ml Wasser

Zubereitung:

Alle Zutaten in den Smoothie Maker geben und zu einem leckeren Drink mixen. In zwei Gläser füllen und am besten frisch zubereitet trinken.

Schwarztee Smoothie

Zutaten für zwei Portionen:

500 ml Sojamilch | 2 TL schwarzer Tee | 1 Stange Zimt | 100 Gramm schwarze Johannisbeeren | 1 TL Honig

Zubereitung:

Die Sojamilch mit Tee und Zimt aufkochen und auskühlen lassen. Mit den Johannisbeeren in den Smoothie Maker geben und mixen. In zwei Gläser füllen und am besten frisch zubereitet trinken.

Kaffee Smoothie mit Datteln

Zutaten für zwei Portionen:

2 Espresso á 40 ml | 300 ml Mandelmilch | 8 Datteln ohne Stein | ½ Banane | 1 TL Zimt gemahlen | 3 Tropfen Karamell-Aroma | eine Prise Kardamom

Zubereitung:

Alle Zutaten in den Smoothie Maker geben und zu einem leckeren Drink mixen. In zwei Gläser füllen und am besten frisch zubereitet trinken.

Blaubeeren Smoothie mit weißem Tee

Zutaten für zwei Portionen:

1 Bund Petersilie | 300 Gramm Blaubeeren tiefgekühlt | eine Messerspitze Nelkenpulver | eine Prise Steinsalz | 300 ml kalter weißer Tee

Zubereitung:

Alle Zutaten in den Smoothie Maker geben und zu einem leckeren Drink mixen. In zwei Gläser füllen und am besten frisch zubereitet trinken.

Zucchini Smoothie mit Apfel und Basilikum

Zutaten für zwei Portionen:

1 Zucchini | 200 Gramm Äpfel entkernt | ½ Bund Basilikum | ½ cm Ingwer mit Schale | 2 EL Orangensaft | 300 ml Wasser | eine Prise Steinsalz

Zubereitung:

Alle Zutaten in den Smoothie Maker geben und zu einem leckeren Drink mixen. In zwei Gläser füllen und am besten frisch zubereitet trinken.

Kiwi Smoothie

Zutaten für zwei Portionen:

4 Kiwis | 50 Gramm junger Grünkohl | 8 Nadeln Rosmarin | eine kleine Prise schwarzer Pfeffer | 1 EL Zitronensaft | 300 ml kalter grüner Tee

Zubereitung:

Alle Zutaten in den Smoothie Maker geben und zu einem leckeren Drink mixen. In zwei Gläser füllen und am besten frisch zubereitet trinken.

Nektarinen Smoothie mit Ingwer

Zutaten für zwei Portionen:

3 Nektarinen | 50 ml Zitronensaft | 3 cm Ingwer mit Schale | 100 Gramm Wirsing | eine kleine Prise Kreuzkümmel gemahlen | ½ TL frischer Thymian | 300 ml Wasser

Zubereitung:

Alle Zutaten in den Smoothie Maker geben und zu einem leckeren Drink mixen. In zwei Gläser füllen und am besten frisch zubereitet trinken.

Spinat Smoothie mit Mango

Zutaten für zwei Portionen:

100 Gramm frischer Blattspinat | 100 Gramm Karotte klein geschnitten | 2 kleine Chilis | 1 reife Mango | Saft einer Bio-Limette | 250 ml Wasser

Zubereitung:

Alle Zutaten in den Smoothie Maker geben und zu einem leckeren Drink mixen. In zwei Gläser füllen und am besten frisch zubereitet trinken.

Chicorée Smoothie mit Banane

Zutaten für zwei Portionen:

1 Chicorée | 1 große Banane | 1 TL frischer Oregano | Saft einer halben Bio-Zitrone | eine Prise Kardamom gemahlen | 300 ml Sojamilch

Zubereitung:

Alle Zutaten in den Smoothie Maker geben und zu einem leckeren Drink mixen. In zwei Gläser füllen und am besten frisch zubereitet trinken.

Kakao Smoothie mit Beeren

Zutaten für zwei Portionen:

100 Gramm Brombeeren | 100 Gramm schwarze Johannisbeeren | 80 Gramm Blaubeeren | 2 EL Kakao doppelt entölt | 1 Chili | eine Messerspitze Zimt gemahlen | 300 ml Sojamilch

Zubereitung:

Alle Zutaten in den Smoothie Maker geben und zu einem leckeren Drink mixen. In zwei Gläser füllen und am besten frisch zubereitet trinken.

Apfel-Gurken Smoothie mit Rucola und Walnuss

Zutaten für zwei Portionen:

1 großer saurer Apfel entkernt| 100 Gramm Rucola | 30 Gramm geröstet Walnüsse | 1 Gurke | eine Prise Steinsalz | eine Prise Amchur

Zubereitung:

Alle Zutaten in den Smoothie Maker geben und zu einem leckeren Drink mixen. In zwei Gläser füllen und am besten frisch zubereitet trinken.

Smoothie mit Staudensellerie und Pinienkernen

Zutaten für zwei Portionen:

3 Stangen Stangensellerie | 2 Äpfel entkernt | 3 EL Pinienkerne geröstet | 8 Blätter Minze | 300 ml Wasser

Zubereitung:

Alle Zutaten in den Smoothie Maker geben und zu einem leckeren Drink mixen. In zwei Gläser füllen und am besten frisch zubereitet trinken.

Grüntee Smoothie mit Pak Choi

Zutaten für zwei Portionen:

150 Gramm Pak Choi | 100 Gramm Erdbeeren | 80 Gramm Himbeeren | 3 cm Ingwer mit Schale | etwas Limettenabrieb | 300 kalter grüner Tee

Zubereitung:

Alle Zutaten in den Smoothie Maker geben und zu einem leckeren Drink mixen. In zwei Gläser füllen und am besten frisch zubereitet trinken.

Jasmintee Smoothie mit Ribisel

Zutaten für zwei Portionen:

150 Gramm rote Johannisbeeren | 150 Gramm Rhabarber | 30 Gramm Löwenzahn | eine kleine Prise Steinsalz | 1 TL Dattelsüße | 300 ml kalter Jasmintee

Zubereitung:

Alle Zutaten in den Smoothie Maker geben und zu einem leckeren Drink mixen. In zwei Gläser füllen und am besten frisch zubereitet trinken.

Melissen Smoothie mit Melone und Apfel

Zutaten für zwei Portionen:

200 Gramm Honigmelone | 1 Granny Smith | 10 Blätter Zitronenmelisse | 8 Blätter Minze | eine Prise Vanillepulver | 300 ml kalter Grüntee

Zubereitung:

Alle Zutaten in den Smoothie Maker geben und zu einem leckeren Drink mixen. In zwei Gläser füllen und am besten frisch zubereitet trinken.

Sirtfood Suppen

Die meisten Sirtfood Diäten sind lediglich auf Smoothies und Hauptgerichte aufgebaut. Das ist jedoch für viele schwierig, denn gerade im Sommer hat man nicht immer Lust auf eine warme Mahlzeit. Daher haben wir diese Diät mit Suppen und Salaten entwickelt. Diese sind ebenfalls reich an sirthaltigen Lebensmitteln. Sie können nach Lust und Laune eine Hauptmahlzeit durch eine Suppe und einen Salat ersetzen. Das kann auch während der ersten drei Tage sehr hilfreich sein. So dürfen Sie zu den drei Smoothies eine Suppe und einen Salat wählen und jeweils eines davon mittags und eines abends essen. Sie können aber auch klassisch nur ein Hauptgericht wählen. Die Suppen eigenen sich auch hervorragend, wenn es abends schnell gehen muss. Sie sind in der Regel in weniger als 10 Minuten gezaubert. Das ist natürlich toll, wenn Sie abends müde von der Arbeit nach Hause kommen und dennoch großen Hunger haben.

Kräutersuppe

Zutaten für zwei Portionen:

1 Schalotte | 1 Zehe Knoblauch | 1 TL Butter | 1 TL Mandelmehl | 200 ml Gemüsebrühe | 200 ml Sojasahne | 1 Bund Koriander gehackt | 30 Gramm Liebstöckel gehackt | Salz | eine Messerspitze Cayennepfeffer | etwas Limettenabrieb zum Garnieren

Zubereitung:

Die Schalotte und den Knoblauch hacken und in der Butter glasig an schwitzen. Mit dem Mandelmehl bestäuben und mit der Brühe aufgießen. Zügig mit dem Schneebesen rühren, damit sich alle Klümpchen auflösen. Die Sojasahne hinzugeben und aufköcheln lassen. Die Kräuter hinzugeben und mit Salz und Cayennepfeffer abschmecken. Anrichten und mit dem Limettenabrieb garnieren.

Tomatensuppe mit Datteln

Zutaten für zwei Portionen:

½ rote Zwiebel | 1 cm Ingwer gerieben | 1 TL Olivenöl | 1 TL Tomatenmark | 1 TL Dattelsüße | 500 Gramm stückige Dosentomaten | 4 Datteln ohne Stein | 1 EL Balsamicoessig | eine Messerspitze Chili geschrotet | Salz | Pfeffer | 2 TL Pinienkerne zum Garnieren

Zubereitung:

Die Zwiebel klein schneiden und mit dem Ingwer im Olivenöl anbraten. Das Tomatenmark hinzufügen und kurz mit rösten. Die Dattelsüße und die stückigen Dosentomaten in den Topf geben und gut durchrühren. Die Datteln sehr fein hacken und hinzugeben. Die Suppe für 5 Minuten köcheln lassen. Mit Balsamicoessig, Chili, Salz und Pfeffer abschmecken. Die Suppe anrichten und mit den Pinienkernen garnieren.

Brokkoliauflauf mit Kurkuma

Zutaten für zwei Portionen:

1 Schalotte | 1 Zehe Knoblauch | 1 TL Kurkuma gemahlen | 1 TL Olivenöl | 2 EL Apfelessig | 300 ml Gemüsebrühe | 300 Gramm Brokkoliröschen | 100 ml Sojasahne | Salz | schwarzen Pfeffer | eine Prise Muskatnuss | 2 EL Mandelblättchen geröstet zum Garnieren

Zubereitung:

Die Schalotte und den Knoblauch klein schneiden und zusammen mit dem Kurkuma im Olivenöl anbraten. Mit dem Apfelessig ablöschen und mit der Gemüsebrühe aufgießen. Den Brokkoli hinzugeben und in der Suppe für 5 Minuten köcheln lassen. Mit der Sojasahne verfeinern und mit Salz, Pfeffer und Muskat abschmecken. Ein weiteres Mal aufkochen lassen, vom Herd nehmen, mit dem Pürierstab pürieren, anrichten und mit den Mandelblättchen garnieren.

Zwiebelsuppe

Zutaten für zwei Portionen:

350 Gramm rote Zwiebel | 1 EL Olivenöl | 1 EL Mehl | 50 ml Rotwein | 400 ml Gemüsebrühe | 1 Lorbeerblatt | 1 TL Oregano | Salz | Pfeffer | 2 TL Petersilie gehackt zum Garnieren

Zubereitung:

Die Zwiebel in Streifen schneiden und im Olivenöl goldgelb anbraten. Mit dem Mehl bestäuben und mit dem Rotwein ablöschen. Mit dem Schneebesen durchrühren, damit keine Klumpen entstehen. Mit der Gemüsebrühe aufgießen und mit Lorbeerblatt, Oregano, Salz und Pfeffer würzen. Die Suppe für 8 Minuten köcheln lassen, das Lorbeerblatt herausnehmen, anrichten und mit der Petersilie bestreuen.

Staudensellerie-Suppe

Zutaten für zwei Portionen:

1 Zehe Knoblauch | 200 Gramm Stangensellerie | 40 Gramm Kartoffel | 1 TL Olivenöl | 2 EL Pernod | 300 ml Gemüsebrühe | 150 ml Sojasahne | Salz | Pfeffer | eine Prise Anispulver | 2 EL Kresse zum Garnieren

Zubereitung:

Den Knoblauch, den Stangensellerie und die Kartoffeln klein schneiden und im Olivenöl für 2 Minuten anrösten. Mit dem Pernod ablöschen und mit der Gemüsebrühe aufgießen. Für 7 Minuten köcheln lassen und mit der Sojasahne verfeinern. Mit Salz, Pfeffer und Anis abschmecken. Die Suppe entweder so anrichten oder mit dem Pürierstab pürieren. Vor dem Genießen mit der Kresse genießen.

Apfel-Sellerie Suppe

Zutaten für zwei Portionen:

250 Gramm Sellerie geschält | 1 kleine Zwiebel | 1 EL Kokosöl | 2 EL Weißweinessig | 300 ml Gemüsebrühe | 1 saurer Apfel | 100 ml Walnussmilch | Salz | Pfeffer | eine Prise Muskatnuss | 2 TL gehackte Walnüsse und 2 TL Schnittlauchringe zum Garnieren

Zubereitung:

Den Sellerie und die Zwiebel in kleine Würfel schneiden und im Kokosöl anbraten. Mit dem Essig ablöschen und mit der Gemüsebrühe aufgießen. Den Apfel in kleine Würfel schneiden und hinzugeben. Für 5 Minuten köcheln lassen und mit der Walnussmilch verfeinern. Mit Salz, Pfeffer und Muskat abschmecken. Nach weiteren 4 Minuten mit dem Pürierstab pürieren, anrichten und mit Walnüssen und Schnittlauch garnieren.

Buchweizen Suppe

Zutaten für zwei Portionen:

1 gelbe Möhre | 1 kleine Petersilienwurzel | 1 Schalotte | 70 Gramm Buchweizen | 1 TL Olivenöl | 300 ml Gemüsebrühe | 1 Lorbeerblatt | Salz | Pfeffer | eine Prise Muskatnuss | 200 Gramm Sauerrahm | 2 TL Kerbel gehackt zum Garnieren

Zubereitung:

Die Möhre und die Petersilienwurzel fein raspeln und die Schalotte klein schneiden. Zusammen mit dem Buchweizen im Olivenöl anrösten. Mit der Brühe aufgießen und mit Lorbeer, Salz, Pfeffer und Muskat abschmecken. Für 10 Minuten köcheln lassen und immer wieder umrühren. Mit dem Sauerrahm verfeinern, und nicht mehr aufkochen lassen, da ansonsten der Sauerrahm ausflockt. Die Suppe anrichten und mit dem Kerbel garnieren.

Kohlsuppe weiß und rot

Zutaten für zwei Portionen:

1 rote Zwiebel | 2 Zehen Knoblauch | ½ TL Ingwer gerieben | 150 Gramm Weißkohl | 100 Gramm Rotkohl | 1 EL Walnussöl | 1 EL Dattelsüße | 500 Gemüsebrühe | Salz | Pfeffer | 2 EL Frischkäse 0,2 % Fett | 2 EL Petersilie gehackt zum Garnieren

Zubereitung:

Zwiebel und Knoblauch fein hacken und den Kohl weiß und rot in Streifen schneiden. Alles zusammen mit dem Ingwer im Walnussöl gut anrösten. Mit der Dattelsüße ablöschen und leicht karamellisieren lassen. Mit der Gemüsebrühe aufgießen und mit Salz und Pfeffer abschmecken. Für 8 Minuten köcheln lassen, bis der Kohl weich ist. Den Frischkäse einrühren, anrichten und mit der Petersilie garnieren.

Kokossuppe mit Pilzen

Zutaten für zwei Portionen:

300 ml Kokosmilch | 200 ml Gemüsebrühe | 2 Chilis | 2 Lorbeerblätter | 1 Stange Zitronengras | 100 Gramm braune Champignons | 100 Gramm Austernpilze | 200 Gramm Pak Choi | 2 EL Sojasauce | Salz | Pfeffer | 2 EL Koriander grob gehackt zum Garnieren

Zubereitung:

Die Kokosmilch mit der Brühe in einen Topf geben und aufkochen lassen. Die Chilis klein schneiden und mit dem Lorbeer und dem Zitronengras hinzugeben. Den Pak Choi und die Pilze in mundgerechte Stücke schneiden und in die Suppe geben. Für 8 Minuten köcheln lassen und mit Sojasauce, Salz und Pfeffer abschmecken. Die Suppe anrichten und mit Koriander garnieren. Das Zitronengras vor dem Hinzugeben mit einem Fleischklopfer leicht anklopfen. So kommen die Aromen besser zur Geltung.

Scharfe Chilisuppe

Zutaten für zwei Portionen:

1 rote Zwiebel | 1 Zehe Knoblauch | 1 rote Spitzpaprika | 3 Chilis | 1 TL Olivenöl | ½ TL Ingwer gerieben | 1 EL Ajvar | 2 EL Balsamico | 200 ml Gemüsebrühe | 200 ml Tomatensaft | 80 Gramm Kidneybohnen | 50 Gramm Mais | 2 TL saure Sahne zum Garnieren | 1 Frühlingszwiebel in dünne Ringe geschnitten zum Bestreuen

Zubereitung:

Zwiebel, Knoblauch, Paprika und Chili würfeln und im Olivenöl anrösten. Den Ingwer und das Ajvar hinzugeben und alles mit Balsamico ablöschen. Mit der Gemüsebrühe aufgießen und für 5 Minuten köcheln lassen. Tomatensaft und Bohnen, sowie Mais hinzugeben und für weitere 5 Minuten kochen lassen. Vom Herd nehmen und mit der Sahne verfeinern. Die Suppe anrichten und mit den Frühlingszwiebeln garnieren.

Petersilienwurzel-Suppe

Zutaten für zwei Portionen:

1 kleine Zwiebel | 1 TL Kokosöl | 180 Gramm Petersilienwurzel | 2 EL Apfelessig | 300 ml Gemüsebrühe | 100 ml Sahne | Salz | weißen Pfeffer | eine Prise Muskatnuss | eine kleine Prise Kreuzkümmel gemahlen | 2 TL gehackter Kerbel zum Garnieren

Zubereitung:

Die Zwiebel klein schneiden und im Kokosöl anrösten. Die Petersilienwurzel fein würfeln und hinzugeben. Mit dem Apfelessig ablöschen und mit der Brühe und der Sahne aufgießen. Mit Salz, weißem Pfeffer, Muskat und Kreuzkümmel würzen. Für 6 Minuten köcheln lassen, mit dem Stabmixer pürieren, anrichten und mit dem Kerbel garnieren.

Kohlrabisuppe mit Kapern

Zutaten für zwei Portionen:

1 Schalotte | eine Messerspitze Ingwer gerieben | 1 TL Kokosöl | 250 Gramm Kohlrabi | 2 EL Weißweinessig | 1 EL Kapernwasser | 4 Kapern | 300 ml Gemüsebrühe | ½ Kartoffel fein gerieben | 2 EL Frischkäse | Salz | Pfeffer | 2 TL Pekannüsse gehackt zum Garnieren

Zubereitung:

Die Schalotte klein würfeln und zusammen mit dem Ingwer im Kokosöl anbraten. Den Kohlrabi klein würfeln und hinzugeben. Mit dem Essig ablöschen und mit dem Kapernwasser verfeinern. Mit der Gemüsebrühe aufgießen. Die Kartoffeln hinzugeben und für 10 Minuten kochen lassen. Die Kapern hinzugeben und den Frischkäse einrühren. Mit Salz und Pfeffer abschmecken, anrichten und mit den Nüssen garnieren.

Spinatcremesuppe

Zutaten für zwei Portionen:

2 Schalotten | 2 Zehen Knoblauch | ½ TL Ingwer gerieben | 1 EL Sesamöl | 200 Gramm frischer Blattspinat | 200 ml Gemüsebrühe | 200 ml Sojasahne | Salz | Pfeffer | Muskatnuss | 2 EL gerösteter Sesam zum Garnieren

Zubereitung:

Die Schalotten und den Knoblauch fein hacken und zusammen mit dem Ingwer im Sesamöl anbraten. Den Blattspinat hinzugeben und diesen zusammenfallen lassen. Mit der Gemüsebrühe aufgießen und mit der Sojasahne verfeinern. Für 6 Minuten köcheln lassen und mit Salz und Pfeffer, sowie Muskat abschmecken. Mit dem Pürierstab kurz durchpürieren, anrichten und mit dem gerösteten Sesam garnieren.

Sirtfood Salate

Salate können Sie auch wunderbar mit zur Arbeit nehmen. Besser ist es bei den Salaten jedoch immer, wenn Sie die Marinade separat transportieren. Sie können die Marinade in größeren Mengen vorbereiten, in eine Flasche füllen und am Arbeitsplatz im Kühlschrank aufbewahren. So müssen Sie immer nur den Salat mit zur Arbeit bringen und können ihn jeden Tag frisch marinieren.

Spinatsalat

Zutaten für zwei Portionen:

100 Gramm Babyblattspinat | 1 rote Zwiebel | 10 Kirschtomaten | ¼ Gurke | 1 TL frischer Oregano | 2 EL Himbeeressig | 2 EL Olivenöl | Steinsalz | Pfeffer aus der Mühle | 100 Gramm Feta

Zubereitung:

Den Blattspinat waschen und gut trockenschleudern. Die Zwiebel fein hacken und die Kirschtomaten vierteln. Die Gurke halbieren und in Scheiben schneiden und zusammen mit dem Oregano, Himbeeressig, Olivenöl, Salz, Pfeffer und Feta in eine Schüssel geben. Erst zuletzt den Blattspinat unterheben. Das ist wichtig, weil der Blattspinat durch die Marinade schnell zusammenfallen kann.

Waldorfsalat Sirt-Style

Zutaten für zwei Portionen:

200 Gramm Sellerie | 1 Apfel | 1 rote Zwiebel | 2 EL Apfelessig | 1 EL Walnussöl | 150 Gramm saure Sahne | 50 Gramm gehackt Walnüsse | 1 EL Kerbel gehackt | 2 EL Petersilie gehackt | Salz | Pfeffer

Zubereitung:

Den Sellerie und den Apfel raspeln und die rote Zwiebel in Streifen schneiden. Diese Zutaten vermengen und in eine Schüssel geben. Aus dem Apfelessig, Walnussöl, der sauren Sahne, den gehackten Walnüssen, Kerbel, Petersilie, Salz und Pfeffer eine Marinade rühren und den Salat damit anmachen. Dieser Salat sollte am besten einige Zeit durchziehen dürfen. Daher eignet sich der Waldorfsalat auch sehr gut zu, Mitnehmen zur Arbeit.

Chicorée-Salat mit Apfel

Zutaten für zwei Portionen:

2 Chicorée gelb | 1 roter Chicorée | 1 großer Apfel | Saft einer Bio-Zitrone | 2 EL Olivenöl | 3 EL geröstete Haselnüsse gehackt | 2 EL Schnittlauchringe | Salz | Pfeffer

Zubereitung:

Den Chicorée in mundgerechte Stücke schneiden und den Apfel vom Kerngehäuse befreien und fein würfeln. Beides vermengen und in eine Schüssel geben. Aus dem Zitronensaft, Olivenöl, den Haselnüssen, Schnittlauch, Salz und Pfeffer eine Marinade rühren und den Salat damit anmachen.

Yam Tofu Salat

Zutaten für zwei Portionen:

200 Gramm schnittfester Tofu | 2 EL Maismehl | 1 Ei | 1 EL Milch | 4 EL Panko | Öl zum Frittieren | 2 kleine rote Zwiebel | 1 Chili fein gehackt | Saft von 2 Bio-Limetten | 2 EL Sojasauce | 1 Bund Koriander grob gehackt | 1 TL gerösteter gemahlener Reis

Zubereitung:

Den Tofu in mundgerechte Würfel schneiden und im Maismehl wenden. Die Milch mit dem Ei verquirlen und den Tofu durchziehen. Im Paniermehl panieren und im heißen Öl goldbraun frittieren. Auf ein Küchentuch legen und abtropfen lassen. Die Zwiebel und den Chili fein hacken und vermengen. Mit einer Marinade aus Limettensaft, Sojasauce, Koriander und geröstetem Reis anmachen und den Tofu unterheben. Diesen Salat können Sie auch fix fertig mit zur Arbeit nehmen und müssen die Marinade nicht separat transportieren. Der Salat schmeckt besser, wenn er etwas länger durchziehen konnte.

Tabuleh

Zutaten für zwei Portionen:

40 Gramm feiner Bulgur | 40 ml heiße Gemüsebrühe | 1 Tomate | 1 rote Zwiebel | 1 Chili | 2 EL Minze in Streifen geschnitten | 3 EL Petersilie gehackt | Saft einer Bio-Zitronen | 2 EL Olivenöl | Salz | Pfeffer | eine Messerspitze Kardamom gemahlen

Zubereitung:

Den Bulgur mit der heißen Brühe übergießen und für 5 Minuten ziehen lassen. In der Zwischenzeit die Tomate, die Zwiebel und die Chili fein würfeln und mit der Minze und der Petersilie vermengen. Mit Zitronensaft, Olivenöl, Salz, Pfeffer und Kardamom abschmecken. Zuletzt den Bulgur unterheben. Der Bulgur sollte angenehm weich sein. Auch diesen Salat können Sie fix fertig mariniert mit zur Arbeit nehmen. Sie können den Salat auch tadellos am Abend zuvor vorbereiten. So haben Sie morgens weniger Stress und der Bulgur kann herrlich marinieren.

Baba Ganoush Salat

Zutaten für zwei Portionen:

1 große Aubergine | 2 rote Zwiebel | 2 Zehe Knoblauch | ½ rote Paprika | ½ gelbe Paprika | 1 Chili | 5 Oliven ohne Stein | Saft einer Bio-Zitronen | Saft einer halben Bio-Orange | 3 EL Olivenöl | Salz | Pfeffer | 2 TL Sesam zum Bestreuen | 2 EL Kerbel gehackt und 2 EL Granatapfelkerne zum Garnieren

Zubereitung:

Die Aubergine mit einem Messer mehrfach einstechen und im Backofen bei 200° Celsius für etwa 35 Minuten backen und gut auskühlen lassen. In der Zwischenzeit die Zwiebeln, Knoblauch, Paprika rot und gelb, Chilis und Oliven klein schneiden und vermengen. Mit dem Zitronen- und Orangensaft, dem Olivenöl, Salz und Pfeffer marinieren und die Auberginen klein geschnitten unterheben. Den Salat anrichten und mit Sesam, Kerbel und Granatapfelkernen bestreuen. Auch diesen Salat können Sie fertig mariniert mit zur Arbeit nehmen.

Mediterraner Zucchini-Salat

Zutaten für zwei Portionen:

1 gelbe Zucchini | 1 Zucchini grün | Salz | Pfeffer | 1 TL Oregano | 6 Schalotten | 3 EL Olivenöl | 4 EL Balsamico | 100 Gramm bunte Kirschtomaten | ½ Bund Basilikum in Streifen geschnitten | 2 EL geröstete Pinienkerne | gehobelter Parmesan zum Garnieren

Zubereitung:

Die Zucchini in 5 mm dicke Scheiben schneiden und in der Grillpfanne ohne Öl grillen und nach dem Wenden mit Salz und Pfeffer, sowie mit Oregano würzen.

Die Schalotten vierteln und in 1 EL Olivenöl anbraten, mit 2 EL Balsamico ablöschen und bei geringer Hitze für 10 Minuten schmoren lassen. Die bunten Tomaten halbieren. Alle Zutaten vermischen, Basilikum und Pinienkerne untermengen, anrichten und mit Parmesan garnieren.

Brokkolisalat mit Mandeln

Zutaten für zwei Portionen:

500 Gramm Brokkoliröschen | 2 Frühlingszwiebel | 80 Gramm eingelegte Paprika | 6 gelbe Kirschtomaten | 1 Zehe Knoblauch gerieben | eine Messerspitze Ingwer gerieben | 30 Gramm gehackte Mandeln geröstet | 2 EL Weißweinessig | 2 EL Olivenöl | Salz | Pfeffer | etwas frischer Thymian zum Garnieren

Zubereitung:

Den Brokkoli im heißen Salzwasser für 5 Minuten blanchieren und im Eiswasser abschrecken. So behält er seine schöne grüne Farbe. Die Frühlingszwiebel, den eingelegten Paprika und die Kirschtomaten klein schneiden und mit dem Brokkoli, dem Knoblauch und dem Ingwer vermengen. Die Mandeln unterheben und alles mit Essig, Olivenöl, Salz und Pfeffer abschmecken. Den Salat anrichten und mit frischem Thymian garnieren.

Quinta-Salat

Zutaten für zwei Portionen:

1 Zwiebel | 1 TL Olivenöl | 100 Gramm Quinoa | 200 ml Gemüsebrühe | 80 Gramm Edamame | 50 Gramm Mais | 1 Stange Stangensellerie | 50 Gramm Radicchio | 1 rote Spitzpaprika | 2 Frühlingszwiebel | 1 TL Senf | 2 EL Apfelessig | 2 EL Sesamöl | 2 EL Wasser | Salz | Pfeffer | 2 EL Koriander gehackt zum Garnieren

Zubereitung:

Die Zwiebel fein würfeln und im Olivenöl anschwitzen. Den Quinoa hinzugeben und mit der Brühe aufgießen. Den Quinoa weich kochen, vom Herd nehmen und auskühlen lassen. Die Edamame, Mais, den klein geschnittenen Stangensellerie, den Radicchio, gewürfelten Paprika und Frühlingszwiebel unterheben. Aus Senf, Apfelessig, Sesamöl, Wasser, Salz und Pfeffer ein Dressing zubereiten und den Salat damit marinieren. Den Salat anrichten und mit Koriander garnieren. Auch diesen Salat können Sie fix fertig mariniert mit zur Arbeit nehmen und auch gerne bereits am Vortag vorbereiten.

Salat mit schwarzem Reis und Datteln

Zutaten für zwei Portionen:

80 Gramm schwarzer Reis | 180 ml Wasser | Salz | 2 Frühlingszwiebeln | ¼ rote Paprika | ¼ gelbe Paprika | ¼ grüne Paprika | ¼ Gurke | 1 Chili | 1 Bund Koriander grob gehackt | 2 EL Reisessig | 2 EL Sesamöl | schwarzes Himalaya Salz | Pfeffer | 3 EL Joghurt | 1 Zehe Knoblauch gerieben | Minze zum Garnieren

Zubereitung:

Den Reis im Salzwasser weich kochen, vom Herd nehmen und auskühlen lassen. Die Frühlingszwiebel, Paprika grün, gelb und rot, die Gurke und die Chili fein würfeln. Alles mit dem Koriander vermengen und aus Reisessig, Sesamöl, schwarzem Himalaya Salz, Pfeffer, Joghurt und Knoblauch ein Dressing rühren. Das Gemüse damit marinieren und den Reis unterheben. Den Salat anrichten und mit der Minze garnieren. Auch bei diesem Salat müssen Sie die Marinade nicht separat mitbringen, falls Sie den Salat mit zur Arbeit nehmen. Auch der Reissalat schmeckt ordentlich durchmariniert noch besser.

Bunter Salat mit Kapern und Mozzarella

Zutaten für zwei Portionen:

50 Gramm Romanasalat | 50 Gramm Rucola | 30 Gramm Radicchio | 80 Gramm Fenchel fein gehobelt | 2 Mandarinen filetiert | 2 EL Mandarinensaft | 2 EL Zitronensaft | 2 EL Olivenöl | Steinsalz | Pfeffer | 10 große Kapern | 20 Gramm Feta zerbröselt zum Garnieren

Zubereitung:

Die Blattsalate mit dem Fenchel und den Mandarinen vermengen. Aus dem Mandarinen- und Zitronensaft, dem Olivenöl, Salz und Pfeffer ein Dressing rühren. Die Kapern fein hacken und ins Dressing geben. Den Salat damit marinieren, anrichten und mit dem zerbröselten Feta garnieren.

Gurkensalat süß-sauer

Zutaten für zwei Portionen:

300 Gramm Gurke | ½ Mango | 1 rote Zwiebel | 1 Zehe Knoblauch | 2 Chilis | ½ rote Paprika | 8 schwarze Kirschtomaten | Saft von 2 Bio-Limetten | 1 TL Dattelsüße | 2 EL Kokosöl | 2 EL Schnittlauchringe | 1 EL Kerbel gehackt | Steinsalz | Pfeffer | etwas Chiliöl zum Beträufeln

Zubereitung:

Die Gurke, Mango, Zwiebel, Knoblauch, Chili, Paprika und Tomaten klein schneiden und vermengen. Aus dem Limettensaft, der Dattelsüße, Kokosöl, Schnittlauch, Kerbel, Salz und Pfeffer ein Dressing machen und den Salat damit marinieren. Den Salat anrichten und mit dem Chiliöl beträufeln.

Fruchtsalat a la Sirtfood

Zutaten für zwei Portionen:

1 Apfel | 250 Gramm Erdbeeren | 6 Datteln | 30 Gramm geröstete Walnüsse gehackt | 30 Gramm Rucola | 20 Gramm Gorgonzola zerbröselt | 2 EL Balsamico | 2 EL Kürbiskernöl | etwas Zitronenpfeffer aus der Mühle

Zubereitung:

Den Apfel vom Kerngehäuse befreien und würfeln. Die Erdbeeren und die Datteln klein schneiden und zusammen mit den Walnüssen und dem Apfel vermengen. Den Rucola und den Gorgonzola unterheben. Mit Balsamico, Kürbiskernöl und Zitronenpfeffer marinieren und anrichten.

Sirtfood Hauptspeisen

Die Sirtfood Hauptgerichte sind leicht und lecker. Vor allem aber stecken sie voller gesunder Zutaten, die natürlich auch reich an Sirtuin sind. Sie können je nach Phase die Mahlzeiten so verteilen, wie es für Sie am besten in den Tagesablauf passt. Sie können gerade in der ersten Phase die Hauptmahlzeit entweder mittags, oder auch abends essen. Garantiert werden Sie nicht das Gefühl haben, dass Sie sich auf Diät befinden, denn die Portionen sind üppig, sättigend und dennoch leicht. Zudem sind alle Gerichte im Handumdrehen zu kochen. Sie müssen dafür somit nicht stundenlang in der Küche stehen. In der Regel sind Sie mit dem Kochen nur zwischen 15 Minuten und 20 Minuten beschäftigt.

Tofu mit Granatapfelsauce

Zutaten für zwei Portionen:

300 Gramm geräucherter Tofu | 2 EL Sojasauce | etwa 2 EL Steakpfeffer | 1 rote Zwiebel | 1 Zehe Knoblauch | eine Messerspitze Ingwer gerieben | 1 TL Kokosöl | 100 ml frisch gepresster Granatapfelsaft | 100 ml Gemüsebrühe | ½ TL Rosmarin fein gehackt | 1 TL Thymian | Steinsalz | Pfeffer | 1 TL eiskalte Butter | Granatapfelkerne zum Garnieren

Zubereitung:

Den Tofu in fingerdicke Schnitten schneiden, mit der Sojasauce einpinseln und im Steakpfeffer wälzen. Danach in der Grillpfanne ohne Fett knusprig grillen. Die Zwiebel und den Knoblauch fein würfeln und zusammen mit dem Ingwer im Kokosöl goldgelb anrösten. Mit dem Granatapfelsaft ablöschen und mit der Brühe aufgießen. Die Sauce mit Rosmarin, Thymian, Salz und Pfeffer würzen und etwas einreduzieren lassen. Die kalte Butter mit dem Schneebesen einrühren. Die Sauce mit dem Tofu anrichten und alles mit den Granatapfelkernen garnieren.

Sellerie-Ragout

Zutaten für zwei Portionen:

1 kleine Zwiebel | 1 Karotte | 1 gelbe Karotte | 100 Gramm Sellerie | 1 EL Olivenöl | 1 TL Currypulver | eine Messerspitze Paprikapulver scharf | 2 EL Zitronensaft | 150 ml Gemüsebrühe | 150 Gramm geschälte Tomaten | 2 Stangen Stangensellerie | 1 TL Hoi Sin Sauce | 2 EL Sojasauce | Pfeffer | 2 EL Petersilie gehackt zum Garnieren

Zubereitung:

Die Zwiebel, die Karotten und den Sellerie grob würfeln und im Olivenöl schön anrösten. Mit dem Currypulver und dem Paprikapulver bestreuen und kurz miträsten. Mit dem Zitronensaft ablöschen und sofort mit der Gemüsebrühe aufgießen. Für 4 Minuten kochen lassen und die geschälten Tomaten und den klein geschnittenen Stangensellerie hinzugeben. Mit Hoi Sin Sauce, Sojasauce und Pfeffer abschmecken und für 10 Minuten köcheln lassen. Anrichten und großzügig mit der Petersilie bestreuen.

Pikanter indischer Dhal

Zutaten für zwei Portionen:

1 rote Zwiebel | 2 Zehen Knoblauch | 1 TL Kreuzkümmel | ½ TL Senfkörner | 1 TL Koriander gemahlen | 1 EL Kokosöl | 120 Gramm gelbe Linsen | 1 Stange Stangensellerie | 1 EL Currypulver scharf | 1 TL Ingwer gerieben | 240 ml Gemüsebrühe | Salz | Pfeffer | grob gehackter Koriander zum Garnieren

Zubereitung:

Die Zwiebel, Knoblauch, Kümmel, Senfkörner und Koriander im Kokosöl anrösten bis die Gewürze zu duften beginnen. Immer wieder umrühren, die Gewürze dürfen nicht schwarz werden, da sie sonst bitter werden. Die Linsen hinzugeben, den Stangensellerie klein schneiden und in den Topf geben und alles mit Curry und Ingwer würzen. Mit der Gemüsebrühe aufgießen und mit Salz und Pfeffer gut würzen. Für etwa 30 Minuten bei mittlerer Hitze köcheln lassen und dabei ab und zu umrühren. Den Dhal anrichten und mit Koriander garnieren. Sie können die Kochzeit um ein Drittel verringern, wenn Sie die Linsen über Nacht in Wasser einweichen. Wenn Sie Linsen aus der Dose verwenden, müssen Sie alles nur etwa 10 Minuten kochen.

Tempeh Masala

Zutaten für zwei Portionen:

240 Gramm Tempeh | 1 Zwiebel | 2 Zehen Knoblauch | 3 cm Ingwer | 1 EL Kokosöl | 1 TL Currypulver | 2 TL Garam Masala | eine Messerspitze Koriander gemahlen | 1 TL Tomatenmark | 100 ml Gemüsebrühe | 200 Gramm Joghurt | Salz | Pfeffer | eine Messerspitze Cayennepfeffer | 2 Frühlingszwiebel in Ringe geschnitten zum Garnieren

Zubereitung:

Den Tempeh in Würfeln schneiden, den Zwiebel und Knoblauch fein würfeln und den Ingwer fein reiben. Alles zusammen im Kokosöl anrösten. Mit Curry, Garam Masala und Koriander würzen. Das Tomatenmark hinzugeben und kurz miträsten. Mit der Gemüsebrühe aufgießen und umrühren. Das Tomatenmark und die Gewürze sollen sich ordentlich darin auflösen. Den Joghurt einrühren und mit Salz, Pfeffer und Cayenne abschmecken. Für etwa 5 Minuten köcheln lassen, anrichten und mit den Frühlingszwiebeln garnieren.

Seitan Madras

Zutaten für zwei Portionen:

260 Gramm Seitan | 1 EL Kokosöl | 1 Zwiebel | 2 Zehen Knoblauch | 2 cm Ingwer | 100 Gramm eingeweichte Cashew | 300 Gramm geschälte Dosentomaten | 1 TL Tamarindenpaste | 2 TL Madraspulver | Salz | Pfeffer | eine Messerspitze Kreuzkümmel gemahlen | eine Messerspitze Kardamom gemahlen | 2 Datteln

Zubereitung:

Den Seitan in dünne Streifen schneiden und knusprig anrösten. Zwiebel, Knoblauch, Ingwer, Cashew, Tomaten und Tamarindenpaste in den Mixer geben und zu einer glatten Paste pürieren. Die Paste zum Seitan geben und gut durchrühren. Mit Madraspulver, Salz, Pfeffer, Kreuzkümmel und Kardamom würzen und für 10 Minuten bei geringer Hitze köcheln lassen. Die Datteln sehr fein hacken, das Gericht anrichten und mit den fein gehackten Datteln bestreuen.

Quinoa nach Marokko Art

Zutaten für zwei Portionen:

1 rote Zwiebel | 1 Zehe Knoblauch | 1 TL Ingwer gerieben | 1 Karotte | 1 Stange Stangensellerie | 1 EL Sesamöl | 1 TL Tomatenmark | ½ TL Zimt gemahlen | ½ TL Kreuzkümmel gemahlen | eine Messerspitze Bockshornklee | 2 EL Zitronensaft | 400 Gramm geschälte Tomaten | 120 Gramm Quinoa | Salz | Pfeffer | 2 EL Koriander gehackt 2 EL Granatapfelkerne zum Garnieren

Zubereitung:

Die Zwiebel und den Knoblauch fein hacken. Die Karotte raspeln und den Stangensellerie in Ringe schneiden. Alles zusammen mit dem Ingwer im Sesamöl anrösten. Das Tomatenmark hinzugeben und mit Zimt, Kreuzkümmel und Bockshornklee abschmecken und durchrühren. Mit dem Zitronensaft ablöschen und mit den Tomaten aufgießen. Den Quinoa dazugeben und den Topf mit einem Deckel verschließen. Bei kleiner Hitze den Quinoa gar ziehen. Mit Salz und Pfeffer würzen, anrichten und mit Koriander und Granatapfelkernen garnieren.

Kichererbsen Eintopf

Zutaten für zwei Portionen:

1 kleine Zwiebel | ½ TL Ingwer gerieben | ½ TL Kreuzkümmel gemahlen | 1 Chili | 1 TL Kokosöl | 150 Gramm Champignons | 1 Stangen Stangensellerie | 200 Gramm stückige Tomaten | 150 ml Gemüsebrühe | 300 Gramm Kichererbsen abgetropft | Salz | Pfeffer | 2 EL Sojajoghurt und 2 EL Petersilie gehackt zum Garnieren

Zubereitung:

Die Zwiebel und den Chili klein schneiden und zusammen mit dem Ingwer und dem Kreuzkümmel im Kokosöl anrösten. Vorsicht, der Kümmel darf nicht verbrennen. Die Champignons und den Stangensellerie in Scheiben schneiden und zusammen mit den stückigen Tomaten hinzugeben. Mit der Gemüsebrühe aufgießen und für 10 Minuten köcheln lassen. Die Kichererbsen hinzugeben und mit Salz und Pfeffer würzen. Für weitere 3 Minuten kochen und anrichten. Mit dem Joghurt und der Petersilie schön garnieren. Sie können den Joghurt auch zuvor in den Eintopf einrühren, dann erhält dieser eine cremiger Textur. Vorsicht aber, sobald der Joghurt im Eintopf ist, darf dieser nicht mehr aufkochen, da sonst der Joghurt ausflocken kann.

Jalfrezi Gemüse

Zutaten für zwei Portionen:

2 Schalotten | 5 cm Ingwer mit Schale in Streifen geschnitten | 200 Gramm Blumenkohl | 150 Gramm Hokkaido Kürbis | ½ gelbe Spitzpaprika | 1 EL Olivenöl | 4 EL Jalfrezi Paste | 300 Gramm Kirschtomaten | 200 ml Gemüsebrühe | 100 Gramm Schmand | ½ TL Kreuzkümmel gemahlen | ½ TL Majoran | Salz | Pfeffer | grob gehackter Kerbel zum Garnieren

Zubereitung:

Die Schalotten vierteln, den Blumenkohl, den Kürbis und den Spitzpaprika klein schneiden und zusammen mit dem Ingwer im Olivenöl anbraten. Die Jalfrezi Paste hinzugeben und gut durchrühren. Die Tomaten vierteln und ebenfalls unterrühren. Mit der Gemüsebrühe aufgießen und für 7 Minuten köcheln lassen. Den Schmand einrühren und alles mit Kreuzkümmel, Majoran, Salz und Pfeffer abschmecken. Für weitere 3 Minuten simmern lassen, anrichten und mit dem Kerbel garnieren.

Süßkartoffeln mit Radieschen-Sauce

Zutaten für zwei Portionen:

400 Gramm Süßkartoffeln | 2 EL Olivenöl | Salz | Pfeffer | etwas Oregano | 1 Schalotte | 2 Zehe Knoblauch | 1 TL Butter | 200 Gramm Radieschen | 150 ml Gemüsebrühe | 150 ml Sojasahne | Salz | Pfeffer | eine Messerspitze Koriander gemahlen | eine Prise Muskatnuss | etwas Radieschengrün in Streifen geschnitten zum Garnieren

Zubereitung:

Die Süßkartoffel in 5 mm dicke Scheiben schneiden, mit Öl einpinseln, mit Salz, Pfeffer und Oregano würzen und bei 200° Celsius im Ofen bei Ober- und Unterhitze für 20 Minuten backen. Die Schalotten und den Knoblauch fein würfeln und in der Butter anbraten. Die Radieschen vierteln und kurz mit braten. Mit der Brühe und der Sojasahne aufgießen und mit Salz, Pfeffer, Koriander und Muskat würzen. Für 5 Minuten köcheln lassen. Zum Anrichten die Süßkartoffeln mit dieser Sauce übergießen und mit dem Radieschengrün garnieren.

Asiatisches Curry

Zutaten für zwei Portionen:

1 TL rote Currypaste | 200 ml Kokosmilch | 100 Gramm Lauchringe | 1 rote Paprika | ½ Karotte | 100 Gramm Zuckerschoten | 100 ml Gemüsebrühe | 1 handvoll Sojasprossen | 2 EL Sojasauce | Pfeffer | 1 TL Limettensaft | Koriander gehackt zum Garnieren

Zubereitung:

Die Currypaste mit der Kokosmilch in einen Topf geben, erhitzen und mit dem Schneebesen gut durchrühren, damit sich die Pate auflösen kann. Die Paprika und die Karotte klein schneiden und mit den Lauchringen und den Zuckerschoten hinzugeben. Mit der Gemüsebrühe aufgießen und alles für 10 Minuten köcheln lassen. Die Sojasprossen hinzugeben und alles mit Sojasauce, Pfeffer und Limettensaft abschmecken. Das Curry anrichten und mit Koriander bestreuen.

Soba Nudeln mit Sahnesauce

Zutaten für zwei Portionen:

180 Gramm Sobanudeln | 1 Schalotte | 1 Zehe Knoblauch | 1 Chili | 1 TL Kokosöl | 2 EL Kapern | 2 EL Apfelessig | 150 ml Gemüsebrühe | 200 ml Sojasahne | 2 EL Estragon gehackt | Salz | Pfeffer | 2 TL Pesto zum beträufeln

Zubereitung:

Die Sobanudeln nach Packungspreis kochen oder selbst Buchweizenpasta herstellen. Die Schalotte, den Knoblauch und die Chili klein schneiden und im Kokosöl anbraten. Die Kapern fein hacken, hinzugeben und mit dem Apfelessig ablöschen. Mit der Gemüsebrühe aufgießen und für 5 Minuten köcheln lassen. Mit der Sojasahne verfeinern und mit Estragon, Salz und Pfeffer würzen. Die Nudeln kurz in der Sauce schwenken, anrichten und mit dem Pesto beträufeln.

Soba Nudeln in Champignon-Rahm

Zutaten für zwei Portionen:

180 Gramm Sobanudeln | 100 Gramm Zwiebeln | 1 Zehe Knoblauch | ½ cm Ingwer gerieben | 1 EL Rapsöl | 150 Gramm Champignons | 150 Gramm braune Champignons | 2 EL Kombuchaessig | 250 ml Gemüsebrühe | Salz | Pfeffer | eine Messerspitze Kreuzkümmel gemahlen | 100 Gramm Sauerrahm | 2 EL Petersilie gehackt | 1 EL Kerbel gehackt | etwas Zitronenabrieb zum Servieren

Zubereitung:

Die Sobanudeln nach Packungsanweisung kochen oder selbst Buchweizenpasta herstellen.Die Zwiebel und den Knoblauch klein schneiden und zusammen mit dem Knoblauch im Rapsöl anschwitzen. Die hellen und braunen Champignons in feine Scheiben schneiden und hinzugeben. Mitrösten und mit dem Kombuchaessig ablöschen. Mit der Gemüsebrühe aufgießen und mit Salz, Pfeffer und Kreuzkümmel würzen. Für 5 Minuten köcheln lassen. Den Sauerrahm einrühren und mit Petersilie und Kerbel verfeinern. Die Nudeln in der Sauce durchschwenken, anrichten und mit Zitronenabrieb garnieren.

Soba Nudeln gebraten mit Gemüse

Zutaten für zwei Portionen:

160 Gramm Sobanudeln | 1 rote Zwiebel | 1 Zehe Knoblauch | ½ Karotte | 1 Stange Stangensellerie | 1 EL Sesamöl | 1 Ei | 2 EL Sojasauce | ½ TL Chili geschrotet | 2 EL gehackte Walnüsse | Saft einer Bio-Limette | 2 Frühlingszwiebeln | ½ Bund Koriander grob gehackt

Zubereitung:

Die Sobanudeln nach Packungsanweisung kochen oder selbst Buchweizenpasta herstellen. Die Zwiebel und den Knoblauch fein würfeln und die Karotte raspeln. Den Sellerie in Scheiben schneiden und alles zusammen im Sesamöl anbraten. Die Nudeln abtropfen und hinzugeben. Zur Seite schieben und das Ei in die Pfanne schlagen. Gut stocken lassen und zu einem Rührei verarbeiten. Mit den Gemüsenudeln vermengen. Mit Sojasauce und Chili würzen und mit Walnüssen und Limettensaft verfeinern. Die Frühlingszwiebel in Ringe schneiden und unterheben. Die Nudeln anrichten und mit Koriander großzügig bestreuen.

Chili con Tofu

Zutaten für zwei Portionen:

240 Gramm Tofu | 1 rote Zwiebel | 2 Zehe Knoblauch | 1 EL Olivenöl | 2 Chilis | 1 Stange Stangensellerie | ½ rote Paprika | ½ gelbe Paprika | 1 EL Tomatenmark | 1 TL Dattelsüße | 400 Gramm stückige Dosentomaten | 150 Gramm Kidneybohnen | 80 Gramm Mais | 1 TL Oregano | ½ TL Thymian | Salz | Pfeffer | 2 TL Schmand | 2 EL fein gehackt rote Zwiebel

Zubereitung:

Den Tofu in sehr feine Krümel zerbröseln und die Zwiebel und den Knoblauch klein schneiden. Alles zusammen im Olivenöl anschwitzen. Die Chilis klein schneiden und dazugeben. Den Stangensellerie, die Paprika gelb und rot fein würfeln und mitrösten. Das Tomatenmark in der Pfanne mitrösten und mit der Dattelsüße leicht karamellisieren lassen. Mit den stückigen Tomaten aufgießen und durchrühren. Die Bohnen und den Mais hinzugeben und alles mit Oregano, Thymian, Salz und Pfeffer abschmecken. Für 10 Minuten köcheln lassen und den Schmand einrühren. Das Chili anrichten und mit der fein gehackten rohen, roten Zwiebel bestreuen. Wenn Sie keine rohe Zwiebel mögen, können Sie diese kurz in einer Pfanne anbraten.

Soba Nudeln mit Pesto

Zutaten für zwei Portionen:

200 Gramm Sobanudeln | 2 Zehen Knoblauch | 1 cm Ingwer mit Schale | 3 getrocknete Tomaten | 2 EL geröstet Walnüsse | ½ Bund Koriander | ½ Bund Petersilie | 1 Chili | Salz | Pfeffer | 20 Gramm Parmesan | 3 EL Olivenöl

Zubereitung:

Die Sobanudeln nach Packungsanweisung kochen oder selbst Buchweizenpasta herstellen. Den Knoblauch, den Ingwer, die getrockneten Tomaten, die Walnüsse, den Koriander, Petersilie, Chili und Parmesan zusammen mit dem Olivenöl in den Mixer geben und zu einem cremigen Pesto verarbeiten. Mit Salz und Pfeffer abschmecken. Die Nudeln in eine Pfanne geben und mit dem Pesto kurz durchschwenken und anrichten.

Gebackener Kürbis in Walnuss-Panade

Zutaten für zwei Portionen:

400 Gramm Hokkaido Kürbis | Salz | Pfeffer | 3 EL Buchweizenmehl | 2 Eier | 2 EL Sahne | eine Messerspitze Zimt gemahlen | eine Prise Muskatnuss | 6 EL geriebene Walnüsse | Öl zum Frittieren | 100 Gramm Joghurt | 1 Zehe Knoblauch gerieben | 2 EL Koriander gehackt | 1 Chili | 1 TL Zitronensaft

Zubereitung:

Den Kürbis mit der Schale in gleichgroße Stücke schneiden. Den Kürbis salzen und pfeffern und im Buchweizenmehl gut wenden. Die Eier mit der Sahne verquirlen und mit Zimt und Muskat würzen. Den Kürbis durch das Ei ziehen. Danach in den Walnüssen panieren und im heißen Öl frittieren. Den Joghurt mit dem Knoblauch und dem Koriander verrühren, mit gehacktem Chili würzen und mit Zitronensaft abschmecken und den gebackenen Kürbis mit der Sauce zum Tunken servieren.

Gefüllte Kartoffeln mit Hummus

Zutaten für zwei Portionen:

2 große Kartoffeln | 1 EL Olivenöl | Salz | Pfeffer | 2 TL Kreuzkümmel | 100 Gramm Kichererbsen küchenfertig | 1 Zehe Knoblauch | 1 Chili | ½ TL Tahini | 2 Stile Petersilie | 2 Stile Koriander | eine Prise Kreuzkümmel gemahlen | 1 EL Sesamöl | 1 TL Zitronensaft | 2 EL Schnittlauch zum Garnieren

Zubereitung:

Die Kartoffeln gut waschen und abtupfen. 2 Stück Alufolie mit Olivenöl einpinseln und mit Salz, Pfeffer und Kreuzkümmel bestreuen. Die Kartoffeln in der Folie einwickeln und im Ofen bei 180° Celsius für 50 Minuten backen. In der Zwischenzeit die Kichererbsen mit dem Knoblauch, Chili, Tahini, der Petersilie und dem Koriander im Mixer pürieren. Mit Kreuzkümmel, Sesamöl und Zitronensaft abschmecken. Die Kartoffeln aus dem Ofen nehmen, der Länge nach einschneiden und mit dem Humus füllen. Anrichten und mit dem Schnittlauch bestreuen.

Bohneneintopf

Zutaten für zwei Portionen:

1 Zwiebel | 2 Stangen Stangensellerie | 1 Petersilienwurzel | 1 EL Olivenöl | 1 TL Tomatenmark | ½ TL Kurkuma gemahlen | 2 EL Apfelessig | 100 Gramm weiße Bohnen | 100 Gramm Käferbohnen | 100 Gramm Kidneybohnen | 60 Gramm Buchweizen | 200 Gramm passierte Tomaten | 200 Gramm Kirschtomaten | 1 TL Bohnenkraut | 1 TL Kräuter der Provence | Himalaya Salz pink | Pfeffer | ½ TL Dattelsüße | ½ TL flüssigen Rauch | Petersilie gehackt zum Garnieren

Zubereitung:

Die Zwiebel, den Stangensellerie und die Petersilienwurzel klein würfeln und im Olivenöl anschwitzen. Das Tomatenmark und den Kurkuma hinzugeben und mitrösten. Gut umrühren und mit dem Apfelessig ablöschen. Die weißen Bohnen, die Käferbohnen und die Kidneybohnen, sowie den Buchweizen hinzugeben und mit den passierten Tomaten aufgießen. Kurz aufkochen lassen und die geviertelten Kirschtomaten hinzugeben. Mit Bohnenkraut, Kräutern der Provence, Salz und Pfeffer würzen und mit Dattelsüße und flüssigem Rauch abschmecken. 10 Minuten köcheln lassen, anrichten und mit Petersilie garnieren. Sie können anstatt Petersilie auch immer Koriander oder Liebstöckel verwenden.

Wirsingeintopf

Zutaten für zwei Portionen:

1 kleine Zwiebel | 1 Zehe Knoblauch | 160 Gramm Kartoffeln | 100 Gramm Karotten |1 TL Olivenöl | 1 TL Paprikapulver geräuchert | ½ TL Paprikapulver scharf | ½ TL Tomatenmark | 400 ml Gemüsebrühe | 1 Lorbeerblatt | 1 Zweig Rosmarin | 1 Zweig Thymian | 250 Gramm junger Wirsing | 2 EL Frischkäse 0,2% Fett | Salz | Pfeffer | ½ TL Kreuzkümmel gemahlen | gehackte Petersilie zum Garnieren

Zubereitung:

Die Zwiebel, Knoblauch, Kartoffeln und Karotten klein würfeln und im Olivenöl anbraten. Mit dem Paprikapulver bestreuen und das Tomatenmark einrühren. Alles gut durchrühren und anrösten. Mit der Brühe aufgießen und mit dem Lorbeerblatt, Rosmarin und Thymian aromatisieren. Den Wirsing in Streifen schneiden und dazugeben. Für 7 Minuten köcheln lassen und den Frischkäse einrühren. Mit Salz, Pfeffer und Kreuzkümmel abschmecken, das Lorbeerblatt entfernen, anrichten und mit der gehackten Petersilie garnieren.

Süß-saure Kohlrabi-Pfanne

Zutaten für zwei Portionen:

2 rote Zwiebel | 1 Zehe Knoblauch | 200 Gramm Kohlrabi | ¼ gelbe Paprika | ¼ grüne Paprika | 1 TL Kokosöl | 1 TL Tomatenmark | 1 TL Honig | 120 Gramm Ananas | 30 Gramm Cashew | 3 EL Himbeeressig | 300 ml Tomatensaft | 1 TL Oregano | Salz | Pfeffer

Zubereitung:

Die Zwiebel, den Knoblauch, den Kohlrabi und den Paprika gelb und grün klein schneiden und im Kokosöl anschwitzen. Das Tomatenmark einrühren, mitrösten und mit dem Honig kurz karamellisieren lassen. Die Ananas würfeln und hinzugeben. Die Cashews grob hacken und in den Topf geben. Mit dem Himbeeressig ablöschen und mit dem Tomatensaft aufgießen. Mit Oregano, Salz und Pfeffer würzen und für 6 Minuten köcheln lassen. Das Gericht auf zwei Tellern anrichten und genießen. Die süß-saure Kohlrabipfanne können Sie auch wunderbar mit zur Arbeit nehmen. Auch wenn Sie am Arbeitsplatz keine Möglichkeit zum Aufwärmen haben, sie schmeckt auch kalt ganz herrlich.

Krautwickel mit Linsen gefüllt

Zutaten für zwei Portionen:

4 große Kohlblätter | 100 Gramm Linsen | 1/2 Karotte | 50 Gramm Sellerie | 1 Zehe Knoblauch | ½ Zwiebel | 1 EL Olivenöl | ½ TL Currypulver | 1 Chili | 200 Gramm passierte Tomaten | Salz | Pfeffer | ½ TL Dattelsüße | 1 TL italienische Gewürzmischung

Zubereitung:

Die Kohlblätter im Salzwasser für 1 Minute blanchieren und im Eiswasser abschrecken. So behält der Kohl seine Farbe und gart nicht nach. Die Linsen für etwa 15 Minuten bissfest kochen und die Hälfte der Linsen pürieren. Die Karotten, den Sellerie, Knoblauch und Zwiebel sehr klein schneiden und bei mittlerer Hitze für etwa 10 Minuten anschwitzen. Nach 5 Minuten das Currypulver, Chili und die ganzen Linsen dazu geben. Mit den pürierten Linsen vermischen, würzen und die Kohlblätter mit der Masse füllen und einrollen. Gerne mit einem Zahnstocher fixieren. Die Tomaten würzen und in eine feuerfeste Schale geben. Die Rouladen darauf legen und im Ofen bei 200° Celsius und bei Ober- und Unterhitze für 25 Minuten backen. Herausnehmen, anrichten und genießen. Die Krautwickel schmecken auch kalt sehr gut.

Brokkoli, Romanesco und Karfiol

Zutaten für zwei Portionen:

2 kleine rote Zwiebel | 1 Zehe Knoblauch | 150 Gramm Blumenkohlröschen | 100 Gramm Romanescoröschen | 1 EL Olivenöl | 1 TL Ingwer gerieben | ½ TL Kurkuma gemahlen | 150 Gramm Brokkoliröschen | 150 ml Gemüsebrühe | 150 Gramm Frischkäse | 1 TL Thymian | eine Messerspitze Kreuzkümmel gemahlen | Salz | Pfeffer | 60 Gramm geriebener Käse

Zubereitung:

Die Zwiebel und den Knoblauch hacken und den Karfiol und den Romanesco in Röschen teilen. Im Olivenöl anschwitzen. Mit Ingwer und Kurkuma würzen und die Brokkolirosen hinzu geben. Mit der Gemüsebrühe aufgießen und für 6 Minuten köcheln lassen. Den Frischkäse einrühren und mit Thymian, Kreuzkümmel, Salz und Pfeffer abschmecken. In eine feuerfeste Form geben und mit dem Käse bestreuen. Im Backrohr bei 200° Celsius und Ober- und Unterhitze für etwa 15 Minuten auf der mittlerer Schiene gratinieren lassen.

Überbackene Tomate und Mozzarella

Zutaten für zwei Portionen:

2 große Ochsenherz Tomaten | 2 EL Erbsen | 2 EL Mais | 50 Gramm Zucchini | 1 Zehe Knoblauch | 2 Eier | Salz | Pfeffer | 4 Blätter Salbei | 100 Gramm Mozzarella gerieben

Zubereitung:

Bei den Tomaten vorsichtig den Deckel abschneiden und die Tomaten vorsichtig mit einem kleinen Löffel aushöhlen. Die Erbsen mit dem Mais, den geraspelten Zucchini und dem fein gehackten Knoblauch vermengen. Die Eier verquirlen und untermischen. Mit Salz, Pfeffer und Salbei würzen und die Tomaten mit der Masse füllen. Mit der Mozzarella bestreuen und in eine kleine Auflaufform geben. Im Ofen bei 180° Celsius und bei Ober- und Unterhitze auf der mittleren Schiene für 15 Minuten backen. Die gefüllten Tomaten können Sie auch kalt oder zum Beispiel auf einem kleinen Rucolasalat genießen.

Kartoffel-Ragout mit Tempeh

Zutaten für zwei Portionen:

250 Gramm Kartoffeln | 1 Petersilienwurzel | 2 Schalotten | 1 EL Olivenöl | 1 TL Tomatenmark | 30 ml Rotwein | 200 Gramm passierte Tomaten | 150 ml Gemüsebrühe | 2 TL eingelegte Kapern | 200 Gramm Tempeh | 1 TL Majoran | ½ TL Kreuzkümmel gemahlen | eine Messerspitze Zimt gemahlen | ½ TL Dattelsüße | Salz | Pfeffer | 1 Frühlingszwiebel in Ringe geschnitten zum Garnieren

Zubereitung:

Die Kartoffeln schälen und klein würfeln. Die Petersilienwurzel und die Schalotten ebenfalls klein schneiden und im Olivenöl anschwitzen. Das Tomatenmark einrühren und kurz miträsten. Mit dem Rotwein ablöschen, den Alkohol verdunsten lassen und mit den passierten Tomaten und der Brühe aufgießen. Die Kapern grob hacken und dazu geben. Den Tempeh würfeln und ebenfalls in den Topf geben. Mit Majoran, Kreuzkümmel, Zimt, Dattelsüße, Salz und Pfeffer abschmecken. Für 12 Minuten köcheln lassen, bis die Kartoffeln weich sind. Anrichten und mit den Frühlingszwiebeln bestreuen.

Gegrillter Lauch mit Kartoffel Wedges

Zutaten für zwei Portionen:

6 kleine Kartoffeln | 1 TL rote Currypaste | 1 EL Kokosöl | 1 TL Zitronensaft | 2 dünne Stangen Lauch | 1 EL Olivenöl | 2 TL Grillgewürz | 2 EL saure Sahne | ½ Zehe Knoblauch | etwas Zitronenabrieb | Salz | Pfeffer

Zubereitung:

Die Kartoffeln gut waschen, mit einer Bürste abrubbeln und trocken tupfen. Danach mit der Schale in Spalten schneiden. Die Currypaste mit Kokosöl und Zitronensaft verrühren und die Kartoffeln darin gut marinieren. Im Ofen bei 190° Celsius und Ober- und Unterhitze für 20 Minuten knusprig backen. Den Lauch mit dem Öl einpinseln und mit dem Grillgewürz würzen. In der Grillpfanne für etwa 8 Minuten rundherum grillen. Die saure Sahne mit dem Knoblauch und dem Abrieb zu einem Dip verrühren, mit Salz und Pfeffer würzen und zu den Kartoffeln und dem Lauch anrichten.

Hoi Sin Pak Choi

Zutaten für zwei Portionen:

100 Gramm rote Zwiebel | 2 Zehen Knoblauch | 20 Gramm Ingwer | 1 Chili | ½ rote Spitzpaprika | 1 EL Kokosöl | 6 Pak Choi | 2 EL Apfelessig | 250 ml Gemüsebrühe | 2 EL Sojasauce | 1 EL Hoi Sin Sauce

Zubereitung:

Die rote Zwiebel, den Knoblauch, den Ingwer, die Chili und den Paprika klein schneiden und im Kokosöl anschwitzen. Den Pak Choi vierteln und hinzugeben. Für 2 Minuten mitbraten und mit dem Apfelessig ablöschen. Mit der Gemüsebrühe aufgießen und mit der Sojasauce und der Hoi Sin Sauce würzen. Für etwa 6 Minuten köcheln lassen und anrichten.

Gefüllte Zucchini

Zutaten für zwei Portionen:

60 Gramm Instant Quinoa | 120 ml heiße Gemüsebrühe | ½ rote Paprika | 2 Frühlingszwiebel | 1 Zehe Knoblauch | 1 TL Olivenöl | eine Messerspitze Bockshornklee | eine Messerspitze Kreuzkümmel gemahlen | 1 TL Kräuter der Provence | Salz | Pfeffer | 2 EL gehackte Walnüsse | 2 Zucchini | 100 Gramm Feta

Zubereitung:

Den Instant Quinoa mit der kochend heißen Brühe übergießen und für 10 Minuten ruhen lassen. Dabei ein bis zweimal mit einer Gabel durchrühren. Den Paprika, Knoblauch und Frühlingszwiebel klein schneiden, gut anschwitzen und dem Quinoa untermengen. Alles mit Bockshornklee, Kreuzkümmel, Kräuter der Provence, Salz und Pfeffer würzen und die Walnüsse dazu geben. Die Zucchini der Länge nach halbieren und das Kerngehäuse vorsichtig mit einem Kaffeelöffel heraus kratzen. Die Zucchini mit der Quinoa-Masse füllen und mit dem Feta bestreuen. In eine feuerfeste Auflaufform geben und im Backrohr bei 200° Celsius und bei Ober- und Unterhitze auf der mittleren Schiene für 20 Minuten backen. Herausnehmen und anrichten. Die gefüllten Zucchini schmecken auch kalt und eignen sich daher auch optimal zum Mitnehmen für die Arbeit.

Buchweizen Palatschinken mit Pilzen gefüllt

Zutaten für zwei Portionen:

Für die Pfannkuchen

150 ml Sojamilch | 90 Gramm Buchweizenmehl | 2 Eier | eine Prise Salz | etwas Butter zum Braten

Für die Pilzfüllung

1 kleine Zwiebel | 100 Gramm Egerlinge | 150 Gramm Kräutersaitlinge | 1 EL Olivenöl | 1 EL Balsamico Essig dunkel | 2 EL Kräuterfrischkäse | 2 EL Petersilie fein gehackt | 1 EL Schnittlauchringe | Salz | Pfeffer | etwas flüssigen Rauch

Zubereitung:

Für die Pfannkuchen die Sojamilch mit dem Buchweizenmehl glatt rühren und die Eier einrühren. Etwas Salz in den Teig geben und in der heißen Butter zu dünnen Pfannkuchen ausbacken. Die Zwiebel, die Egerlinge und Kräutersaitlinge klein schneiden und im Olivenöl gut anbraten. Mit Balsamico Essig ablöschen und den Frischkäse einrühren. Mit Petersilie und Schnittlauch verfeinern und mit Salz, Pfeffer und flüssigem Rauch abschmecken. Die Pfannkuchen mit der Masse füllen, einrollen und eventuell noch einmal rundum anbraten. Die gefüllten Palatschinken können Sie auch toll mit zur Arbeit nehmen, da diese auch kalt gut schmecken. Sie können die Palatschinken auch in Scheiben schneiden, mit einem

Zahnstocher versehen und zum Brunch oder zur Party als Fingerfood servieren.

Buchweizen Palatschinken mit Tofu

Zutaten für zwei Portionen:

Für die Pfannkuchen

150 ml Milch | 90 Gramm Buchweizenmehl | 2 Eier | eine Prise Chilipulver | 1 EL Schnittlauch | Sesamöl zum Braten

Für die Füllung

1 rote Zwiebel | 1 Zehe Knoblauch | 1 Chili | ½ cm Ingwer gerieben | 100 Gramm Karotten | 1 TL Kokosöl | 1 TL Currypulver | 200 Gramm geräucherter Tofu | 80 Gramm geriebenen Gouda | 1 EL Sojasauce | Pfeffer | ½ Bund Koriander gehackt

Zubereitung:

Für die Palatschinken die Milch mit dem Buchweizenmehl glatt rühren und die Eier einrühren. Mit Chilipulver und Schnittlauch abschmecken und im heißen Sesamöl dünne Palatschinken braten. Die Zwiebel, den Knoblauch und die Chili klein schneiden. Die Karotte raspeln und alles zusammen mit dem Ingwer im Kokosöl anbraten. Mit Curry würzen und den fein gewürfelten Tofu hinzugeben. Den geriebenen Gouda einrühren und schmelzen lassen. Mit Sojasauce und Pfeffer abschmecken und mit Koriander verfeinern. Die Palatschinken mit der Masse füllen, einrollen, servieren und sich schmecken lassen.

Buchweizen Palatschinken mit Kohlfüllung

Zutaten für zwei Portionen:

150 ml Milch | 90 Gramm Buchweizenmehl | 2 Eier | eine Prise Salz | eine Prise Muskatnuss | etwas Pflanzenöl zum Braten

Für die Füllung

1 Zwiebel | 1 TL Olivenöl | 250 Gramm junger Weißkohl | 2 Datteln ohne Stein fein gehackt | 2 EL Apfelessig | 100 ml Gemüsebrühe | 150 ml Sahne | Salz | Pfeffer | eine Messerspitze Kreuzkümmel gemahlen | ½ TL Rosmarin fein gehackt | 1 EL Petersilie fein gehackt | 2 EL Schnittlauch zum Garnieren

Zubereitung:

Für die Palatschinken die Milch mit dem Buchweizenmehl glatt rühren und die Eier hineinschlagen und leicht verrühren. Mit Salz und Muskat abschmecken und im heißen Pflanzenöl zu dünnen Pfannkuchen backen. Die Zwiebel fein würfeln und im Olivenöl glasig anschwitzen. Den Weißkohl in dünne Streifen schneiden und hinzugeben. Die Datteln in die Pfanne geben, mit anrösten und mit dem Apfelessig ablöschen. Mit der Brühe und der Sahne aufgießen und mit Salz, Pfeffer und Kreuzkümmel würzen und mit Rosmarin und Petersilie verfeinern. Die Flüssigkeit gut einkochen lassen und die Palatschinken mit der Masse füllen und einrollen. Die Pfannkuchen anrichten und mit dem Schnittlauch garnieren.

Grünkohleintopf

Zutaten für zwei Portionen:

1 Zwiebel | 2 Kartoffeln | 1 Karotte | 1 EL Olivenöl | ½ TL Tomatenmark | ½ TL Paprikapulver geräuchert | 400 ml Gemüsebrühe | 250 Gramm Grünkohl | ½ TL mittelscharfer Senf | ½ TL Kreuzkümmel ganz | eine Messerspitze Koriander gemahlen | Salz | Pfeffer | 2 EL Schmand und 2 EL Schnittlauchringe zum Garnieren

Zubereitung:

Die Zwiebel, die Kartoffeln und die Karotten würfeln und im Olivenöl anbraten. Das Tomatenmark und das Paprikapulver hinzugeben und mitrösten. Mit der Gemüsebrühe aufgießen und aufkochen lassen. Den Grünkohl klein schneiden und hinzugeben. Mit Senf, Kreuzkümmel, Koriander, Salz und Pfeffer würzen und für 30 Minuten köcheln lassen. Kurz vor dem Servieren den Schmand einrühren, anrichten und mit dem Schnittlauch garnieren.

Gebratener Seitan mit Petersiliensauce

Zutaten für zwei Portionen:

260 Gramm Seitan | 2 EL Sojasauce | 2 EL Maismehl | 1 EL Olivenöl | 2 Schalotten | 1 EL Butter | 1 EL Mehl | 150 ml Gemüsebrühe | 150 ml Sojasahne | 1 Bund Petersilie gehackt | Salz | eine Messerspitze Cayennepfeffer | etwas Zitronenabrieb

Zubereitung:

Den Seitan rundherum mit der Sojasauce bepinseln und im Maismehl wälzen. Im Olivenöl von beiden Seiten knusprig braten. In der Zwischenzeit die Schalotten klein schneiden und in der Butter glasig anschwitzen. Mit dem Mehl bestäuben und mit der Brühe aufgießen. Mit dem Schneebesen gut durchrühren, damit in der Sauce keine Klumpen entstehen. Mit der Sojasahne verfeinern und einmal aufkochen lassen. Die Petersilie einrühren und mit Salz und Cayennepfeffer abschmecken. Mit dem Zitronenabrieb verfeinern und zusammen mit dem gebratenen Seitan servieren.

Gebratener Tempeh mit Selleriesauce

Zutaten für zwei Portionen:

260 Gramm Tempeh | 1 EL Sesamöl | 1 kleine Zwiebel | 1 Zehe Knoblauch | 150 Gramm Sellerie | 1 TL Olivenöl | ½ TL Kurkuma | 2 EL Apfelessig | 300 ml Sojasahne | eine Messerspitze Kardamom | eine Messerspitze Koriander gemahlen | Salz | Pfeffer | eine Prise Muskatnuss | 2 EL Kerbel gehackt zum Garnieren

Zubereitung:

Den Tempeh in Streifen schneiden und von allen Seiten im Sesamöl gut anbraten. In der Zwischenzeit die Zwiebel und den Knoblauch klein schneiden und den Sellerie raspeln. Alles zusammen im Olivenöl anbraten und mit Kurkuma würzen. Mit dem Apfelessig ablöschen und mit der Sojasahne aufgießen. Mit Kardamom, Koriander, Salz, Pfeffer und Muskat abschmecken und einmal aufkochen lassen. Zum gebratenen Tempeh anrichten und großzügig mit dem gehackten Kerbel bestreuen.

Gebratener Tofu mit Chicorée-Sauce

Zutaten für zwei Portionen:

200 Gramm geräucherter Tofu | 2 rote Chicorée | 1 gelber Chicorée | 1 rote Zwiebel | 2 Zehen Knoblauch | ½ TL Ingwer gerieben | 2 EL Olivenöl | 2 TL Misopaste | 200 ml Gemüsebrühe | ½ TL Dattelsüße | eine Prise Piment gemahlen | Himalaya Salz schwarz | Pfeffer | 2 EL geröstet Walnüsse | 2 EL Kresse zum Garnieren

Zubereitung:

Den geräucherten Tofu in mundgerechte Würfel schneiden. Den Chicorée gelb und rot in Streifen schneiden und die Zwiebel und den Knoblauch grob hacken. Alles zusammen mit dem Ingwer im Olivenöl ordentlich anbraten. Mit der Misopaste würzen und mit der Gemüsebrühe aufgießen. Mit der Dattelsüße abrunden. Sie sorgt auch dafür, dass die Bitterkeit des Chicorée etwas gedämpft wird. Mit Piment, Salz und Pfeffer würzen und mit den gerösteten Walnüssen verfeinern. Für etwa 5 Minuten köcheln lassen, anrichten und mit der Kresse bestreuen.

Sirtfood Pizza

Zutaten für zwei Portionen:

Für den Pizzateig

100 Gramm Buchweizenmehl | 100 Gramm Roggenmehl | 150 ml lauwarmes Wasser | 4 Gramm Trockenhefe | eine kleine Prise Zucker | ½ TL Salz | 1 TL Olivenöl

Für den Belag

200 Gramm passierte Tomaten | ½ TL Dattelsüße | 1 Zehe Knoblauch gerieben | Salz | Pfeffer | 200 Gramm grüner Spargel | 2 rote Zwiebel | 10 schwarze Oliven | Oregano | etwas Chili geschrotet | 30 Gramm Rucola | 2 EL Olivenöl zum Beträufeln | etwas gehobelten Parmesan zum Garnieren

Zubereitung:

Für den Teig das Buchweizenmehl mit dem Roggenmehl vermengen und die Hefe im lauwarmem Wasser auflösen. Mit Zucker Salz und Olivenöl vermengen und alles miteinander verkneten. Den Teig nun für 60 Minuten zugedeckt ruhen lassen. Den Teig noch einmal gut

durchkneten, ausrollen und für weitere 30 Minuten ruhen lassen. Die passierten Tomaten mit der Dattelsüße, Knoblauch, Salz und Pfeffer verrühren und auf dem Pizzateig verteilen. Die Pizza mit Spargel, Zwiebel und Oliven belegen mit Oregano und Chili bestreuen. Die Pizza auf ein Backblech legen und im Ofen bei 220° Celsius und Ober- und Unterhitze für 12 Minuten backen. Die fertige Pizza mit Rucola belegen, mit Olivenöl beträufeln und mit Parmesan garnieren. Die Pizza schmeckt auch kalt ganz wunderbar. Sie können die Pizza natürlich auch nach Lust und Laune belegen. Wie wäre es mit einer Pizza mit Ananas und Käse oder mit Mais und Seitan? Hier können Sie der Fantasie freien Lauf lassen. Auch eine Spinatpizza wäre absolut Sirtfood Diät tauglich.

Kurkuma Tofu

Zutaten für zwei Portionen:

260 Gramm Tofu | 1 TL Honig | 1 EL Limettensaft | 1 TL Kurkuma gemahlen | 2 EL helle Sojasauce | 2 EL Sesam | 2 EL schwarzer Sesam | 2 EL Olivenöl | 20 Gramm Alfalfasprossen | 2 TL Sesamöl zum Beträufeln

Zubereitung:

Den Honig mit dem Limettensaft, dem Kurkuma und der hellen Sojasauce verrühren und den Tofu in Streifen schneiden und für mindestens eine Stunde darin marinieren. Aus der Marinade nehmen, den hellen und dunklen Sesam vermengen und den Tofu darin wälzen. Die Samen mit den Händen leicht andrücken und den Tofu im heißen Olivenöl von allen Seiten knusprig braten. Die Alfalfasprossen mit dem Sesamöl beträufeln und zusammen mit dem Tofu anrichten. Sie können auf diese Art auch Seitan oder Tempeh zubereiten. Dieses Gericht können Sie heiß oder kalt genießen.

Sellerie-Apfel-Püree mit grünem Spargel

Zutaten für zwei Portionen:

Für das Sellerie-Apfelpüree

300 Gramm Sellerie | 1 saurer Apfel | 50 ml Sojasahne | 2 EL Butter | Salz | Pfeffer | eine Prise Ingwerpulver | eine Prise Muskatnuss | 2 EL Schnittlauchringe

Für den Spargel

500 Gramm grüner Spargel | 1 EL Butter | 1 EL Walnussöl | Salz | Pfeffer | 1 Zweig Rosmarin | Saft einer Bio-Limette | 2 EL Walnüsse gerieben

Zubereitung:

Den Sellerie und den Apfel in Stücke schneiden und im Salzwasser weich kochen. Abseihen, zerstampfen und mit der Sojasahne und Butter verrühren und mit Salz, Pfeffer, Ingwer und Muskat abschmecken. Den Schnittlauch vorsichtig unterrühren.

Den Spargel an den unteren Enden abschneiden und in Butter und Walnussöl für etwa 8 Minuten bei mittlerer Hitze anbraten. Salzen, pfeffern und den Rosmarin dazu geben.

Mit Limettensaft ablöschen und die Walnüsse dazu geben und leicht miträsten. Zusammen mit dem Püree anrichten.

Sirtfood Snacks und Desserts

Auch während der Diät müssen Sie nicht komplett auf Süßes verzichten. Sie können es sich auch selbst so einrichten, dass Sie Ihren Tagesplan so gestalten, dass Sie zum Beispiel am Wochenende mit dem Besuch ein schönes Stück Kuchen mitessen können. Verraten Sie Ihrem Besuch nicht, dass es sich hier um einen Diätkuchen handelt, denn es bemerkt garantiert niemand einen Unterschied.

Grünkohl Chips

Zutaten für zwei Portionen:

1 Grünkohl | 3 EL Olivenöl | 1 TL Rosmarin fein gehackt | Steinsalz | Pfeffer

Zubereitung:

Den Grünkohl waschen und gut trocknen und in mundgerechte Stücke zupfen. Mit dem Olivenöl, dem Rosmarin, Steinsalz und Pfeffer in einer Schale gut vermischen und marinieren lassen. Auf ein mit Backpapier ausgelegtes Backblech legen. Darauf achten dass alle Blätter einzeln liegen. Im Backrohr bei 120° Celsius und bei Ober- und Unterhitze für etwa 30 Minuten trocknen lassen. Sie können den Grünkohl auch in einen Dörr-Apparat geben und trocknen lassen. Auch können Sie nach Lust und Laune mit verschiedenen Gewürzen experimentieren.

Rote Bete Chips

Zutaten für zwei Portionen:

2 kleine Rote Bete | Selleriesalz | Pfeffer | Apfelessig aus der Sprühflasche

Zubereitung:

Die rote Bete in hauchdünne Scheiben hobeln. Mit Selleriesalz und Pfeffer würzen. Auf einem mit Backpapier ausgelegtem Backblech verteilen. Im Backofen bei 140° Celsius und bei Umluft für etwa 35-40 Minuten backen. Sie können die rote Bete auch in einem Dörr-Apparat dehydrieren. Sie können auch hier wieder mit den verschiedensten Gewürzen experimentieren. Chili und Zimt harmonieren sehr gut mit der roten Bete. Sie können aus fast allen Obst- und Gemüsesorten knusprige Chips im Backofen oder im Dörr-Apparat herstellen. Diese Chips sind eine gesunde Alternative zu herkömmlichen Chips.

Schoko Mousse

Zutaten für zwei Portionen:

100 Gramm Zartbitter Schokolade 85% | 50 ml Sojasahne |1 EL Dattelsüße | ½ TL Zimt gemahlen | eine Prise Chilipulver | ein kleine Prise Salz | das Wasser einer Dose Kichererbsen (Aquafaba) | eine Messerspitze Backpulver | Himbeeren und Minze zum Garnieren

Zubereitung:

Die Schokolade mit der Sojasahne, Dattelsüße, Zimt, Chili und Salz über dem heißem Wasserbad schmelzen lassen. Das Kichererbsenwasser mit dem Backpulver steif schlagen und nach und nach vorsichtig unter die flüssige Schokolade heben. Für etwa 2 Stunden kalt stellen, damit das Mousse richtig fest werden kann. Sie können diese Masse auch einfrieren und so ein leckeres Schokoeis zaubern.

Schoko Muffins

Zutaten für zwei Portionen oder 4 Muffins:

1 kleine reife Banane | 2 Eier | 3 EL fein geriebene Schokolade zartbitter 85% | 1 EL Kakao doppelt entölt | 2 EL Walnussöl | 2 EL Walnussmilch | 3 EL Buchweizenmehl | 1 EL Walnussmehl | 1 TL Maismehl | ½ TL Weinstein Backpulver | 1 EL Dattelsüße | ½ TL Orangenabrieb

Zubereitung:

Die Banane mit einer Gabel zerdrücken. Die Eier schaumig schlagen. Beides vermischen und nach und nach die Schokolade, den Kakao, das Walnussöl, die Walnussmilch, das Buchweizenmehl, das Walnussmehl, Maismehl, Backpulver, Dattelsüße und den Abrieb unterrühren. Die Masse in vier Formen füllen und im Backofen bei 170° Celsius und bei Ober- und Unterhitze auf der mittleren Schiene für 20 Minuten backen. Die Muffins können Sie auch wunderbar einfrieren. So haben Sie immer eine kleine süße Köstlichkeit zur Hand.

Zimtküchlein

Zutaten für zwei Portionen oder vier Küchlein:

50 Gramm weiche Butter | 2 Eier | 2 TL Dattelsüße | 40 Gramm Walnüsse fein gerieben | 50 Gramm Buchweizenmehl | ½ TL Weinstein Backpulver | 1 EL Zimt gemahlen | eine Messerspitze Kardamom gemahlen | 60 Gramm Apfel geraspelt | eine kleine Prise Salz

Zubereitung:

Die Butter mit den Eiern schaumig schlagen. Mit den restlichen Zutaten gut verrühren und in vier kleine Silikonformen füllen. Im Backrohr bei 160° Celsius und Umluft für 20 Minuten backen. Aus dem Ofen nehmen und die Zimtküchlein gerne noch warm genießen. Sie können die Küchlein auch einfrieren und bei Bedarf bei Zimmertemperatur oder im Backofen auftauen.

Kichererbsen-Creme mit Schoko und Datteln

Zutaten für zwei Portionen:

100 Gramm Kichererbsen gekocht oder aus der Dose | 2 Datteln ohne Stein | 2 TL Kakao doppelt entölt | eine Messerspitze Vanillemark | 1 TL Dattelsüße | Bananenscheiben zum Garnieren

Zubereitung:

Die Kichererbsen mit den Dattel, dem Kakao, der Vanille und der Dattelsüße in den Mixer geben und zu einer geschmeidigen Creme pürieren. In zwei Schalen füllen und für mindestens eine Stunde im Kühlschrank durchkühlen lassen. Mit den Bananenscheiben garnieren und genießen. Sie können die Creme auch für 4 Stunden einfrieren und so ein leckeres Eis zaubern. Anstatt der Datteln können Sie auch eine Banane mitpürieren.

Gratinierte Beeren

Zutaten für zwei Portionen:

100 Gramm rote Johannisbeeren | 100 Gramm Erdbeeren | 100 Gramm Himbeeren | 1 EL Basilikum in Streifen geschnitten | etwas Zitronenpfeffer | 3 TL kalte Butter | 1 EL Mehl | 2TL Walnussmehl | eine Messerspitze Zimt gemahlen

Zubereitung:

Die Beeren mit dem Basilikum und dem Zitronenpfeffer vermengen und kurz marinieren lassen. In eine feuerfeste Form geben. Die kalte Butter mit dem Mehl, dem Walnussmehl und dem Zimt verkneten und über die Beeren bröseln. Im Ofen bei 200° Celsius und Ober- und Unterhitze für 8 bis 10 Minuten backen und unbedingt noch heiß genießen.

Zitrusfrüchte-Salat

Zutaten für zwei Portionen:

1 Orange | 1 Blutorange | 1 Grapefruit | Saft einer Bio-Limette | ½ TL Ingwer gerieben | eine Messerspitze Vanillemark | 1 TL Dattelsüße | 2 EL Pistazien geröstet | 2 EL Zitronenmelisse in Streifen geschnitten | eine kleine Prise Steinsalz

Zubereitung:

Die Zitrusfrüchte schälen, filetieren und in eine Schüssel geben. Mit Limettensaft, Ingwer, Vanille und Dattelsüße marinieren. Die Pistazien, die Zitronenmelisse und das Steinsalz untermengen und den fruchtigen Salat im Kühlschrank für eine Stunde durchziehen lassen. In zwei Schüsseln anrichten und genießen.

Rotwein Zabaione mit Beeren

Zutaten für zwei Portionen:

1 Ei | 30 ml Rotwein | eine Messerspitze Zimt gemahlen | etwas Orangenabrieb | 100 Gramm Erdbeeren | 50 Gramm Brombeeren | 50 Gramm Himbeeren | 2 EL gehackt Walnüsse geröstet | Minze zum Garnieren

Zubereitung:

Das Ei zusammen mit dem Rotwein mit dem Schneebesen oder dem Handmixer über dem heißen Wasserbad schaumig schlagen. Zimt und Orangenabrieb einrühren. Die Beeren mit den Walnüssen vermischen und in 2 feuerfeste Schälchen geben. Die Früchte mit der Zabaione bedecken. Im Backrohr bei 220° Celsius und nur bei Oberhitze auf oberster Stufe für 5 Minuten überbacken lassen.

Johannisbeeren-Gelee

Zutaten für zwei Portionen:

3 Blatt Gelatine | 300 Gramm schwarze Johannisbeeren | 50 ml Rotwein | etwas Zitronenabrieb | 1 TL Dattelsüße | 2 Tropfen Vanille-Aroma

Zubereitung:

Die Gelatine in Wasser einweichen, herausnehmen und mit den Händen leicht ausdrücken. Mit den restlichen Zutaten zusammen in einen kleinen Topf geben und bei geringer Hitze für 5 Minuten köcheln lassen. Vom Herd nehmen, mit dem Stabmixer pürieren und durch ein feines Sieb streichen . Falls Sie die Kerne nicht stören, müssen Sie das Mus nicht durch ein Sieb streichen. Das Gelee in 2 Gläser füllen und für etwa 2 Stunden kalt stellen. Sie können das Gelee auch mit sämtlichen anderen Beeren der Saison, aber auch mit KT-Beeren zubereiten.

Schlusswort

Sie haben nun das wichtigste über die Sirtfood Diät erfahren und eine kleine Einführung in die Geheimnisse dieser besonderen Lebensmittel erhalten. Mit unseren Rezepten haben Sie nun auch ein ungefähres Gefühl dafür, wie Sie die Rezepte planen könnten. Mit unserem Bonus fällt Ihnen auch der Einstieg etwas leichter. Sie können natürlich immer wieder die einzelnen Rezepte austauschen. Auch können Sie einzelne Lebensmittel abwandeln und durch andere ersetzen. Garantiert aber werden mit der Sirtfood Diät die Kilos purzeln und Sie werden sich ganz wunderbar, vital und gesund dabei fühlen. Wir wünschen Ihnen viel Spaß und einen guten Erfolg beim Abnehmen mit der magischen Sirtfood Diät.

Haftungsausschluss

Die Umsetzung aller enthaltenen Informationen, Anleitungen und Strategien dieses E-Books erfolgt auf eigenes Risiko. Für etwaige Schäden jeglicher Art kann der Autor aus keinem Rechtsgrund eine Haftung übernehmen. Für Schäden materieller oder ideeller Art, die durch die Nutzung oder Nichtnutzung der Informationen bzw. durch die Nutzung fehlerhafter und/oder unvollständiger Informationen verursacht wurden, sind Haftungsansprüche gegen den Autor grundsätzlich ausgeschlossen. Ausgeschlossen sind daher auch jegliche Rechts- und Schadensersatzansprüche. Dieses Werk wurde mit größter Sorgfalt nach bestem Wissen und Gewissen erarbeitet und niedergeschrieben. Für die Aktualität, Vollständigkeit und Qualität der Informationen übernimmt der Autor jedoch keinerlei Gewähr. Auch können Druckfehler und Falschinformationen nicht vollständig ausgeschlossen werden. Für fehlerhafte Angaben vom Autor kann keine juristische Verantwortung sowie Haftung in irgendeiner Form übernommen werden.

Urheberrecht

Impressum

2020

1. Auflage

Kontakt: David Oelke/Bauvereinstraße 9/79713 Bad Säckingen

Printed in Poland
by Amazon Fulfillment
Poland Sp. z o.o., Wrocław

94730867R00087